reinhardt

WEGE DER PSYCHOTHERAPIE

Albert Ellis • Debbie Joffe Ellis

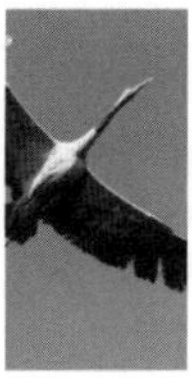

Rational-Emotive Verhaltenstherapie

Aus dem Amerikanischen von Rita Kloosterziel

Ernst Reinhardt Verlag München Basel

Albert Ellis, PhD, (1913–2007) amerikanischer Klinischer Psychologe und Psychotherapeut, begründete die Rational-Emotive Therapie, die als erste Kognitive Verhaltenstherapie gilt. *Debbie Joffe Ellis*, Psychologin und psychiatrische Beraterin, ist in privater psychotherapeutischer Praxis in New York tätig und gibt weltweit Seminare und Workshops.

Titel der Originalausgabe:
„Rational Emotive Behavior Therapy", veröffentlicht von *American Psychological Association*, United States of America

Bibliografische Information der Deutschen Nationalbibliothek

Die Deutsche Nationalbibliothek verzeichnet diese Publikation in der Deutschen Nationalbibliografie; detaillierte bibliografische Daten sind im Internet über <http://dnb.d-nb.de> abrufbar.
ISBN 978-3-497-02303-5

Printed in Germany
Reihenkonzeption Umschlag: Oliver Linke, Hohenschäftlarn
Covermotiv: © Saorsa / Fotolia.com
Satz: FELSBERG Satz & Layout, Göttingen

Ernst Reinhardt Verlag, Kemnatenstr. 46, D-80639 München
Net: www.reinhardt-verlag.de E-Mail: info@reinhardt-verlag.de

Inhalt

1 Einführung

Nahezu alle Menschen haben das Ziel, am Leben zu bleiben und glücklich zu sein. Zu viele Leute sind sich nicht der Tatsache bewusst, dass es keine äußeren Ereignisse oder Umstände sind, die Glücklichsein erzeugen. Vielmehr ist es unsere *Wahrnehmung* von Ereignissen und von uns selbst, die positive Emotionen schafft oder vereitelt. Leute, die sich bewusst sind, dass sie ihr Schicksal auf der emotionalen und der verhaltensbezogenen Ebene selbst steuern, haben eine weit größere Chance, mehr Freude, weniger Leid und eine gesunde Stabilität zu erleben. Wie kommt das? Sie ziehen es vor, rational, realistisch und lebensbejahend zu denken. Dadurch entstehen angemessene und gesunde Emotionen.

Die Rational-Emotive Verhaltenstherapie (REVT) hat als Vorgänger der Kognitiven Verhaltenstherapie (KVT) von Anfang an den folgenden Standpunkt vertreten: Leute, die überleben und glücklich sein wollen, streben danach, wichtige Aufgaben gut zu erfüllen, erfolgreich Beziehungen zu anderen zu pflegen und das zu tun, was ihnen hilft, ihre Ziele zu erreichen. Wenn sie etwas unbedingt erreichen oder vermeiden wollen, eskalieren ihre Wünsche und Bedürfnisse häufig (und auf ungesunde Weise) und werden zu Notwendigkeiten oder Zwängen. Sie reden sich darüber hinaus auch oft und fälschlich ein, „wenn ich gute Leistungen bringe, bin ich ein guter Mensch; wenn ich schlechte Leistungen bringe, bin ich schlecht".

Genauso wie sie sich selbst pauschal als „gut" oder „schlecht" einstufen, stufen sie andere als „großartig" oder „abscheulich" ein. Ebenso stufen sie die Welt oder das Leben als Ganzes als „gut" oder „schlecht" ein.

Im Kontext der REVT gesehen können Menschen durch diese irrationale und ungenaue Art zu denken, zu fühlen und zu handeln (und durch die Weigerung, andere Menschen und das Leben bedingungslos zu akzeptieren) ihre Ziele und Absichten auf ungesunde Weise zunichtemachen und unnötigerweise Probleme in Form von ungesunden negativen Emotionen wie Angstzuständen, Depressionen und Wutstörungen erzeugen. Auch die Weigerung, sich selbst bedingungslos anzunehmen, führt – wiederum unnötigerweise – zu Schuldgefühlen, Scham und Selbsthass, zusätzlich zu einigen oder allen erwähnten ungesunden Emotionen (Ellis 2005b).

Der Konstruktivismus geht davon aus, dass die Fähigkeiten von Menschen, selbsthelfende Gedanken, Gefühle und Handlungen zu konstruieren ebenso beachtlich sind wie die Fähigkeiten, selbstschädigende Verhaltensweisen zu konstruieren. Zum Glück haben Menschen trotz dieser Neigung zu destruktivem Verhalten auch eine Neigung, sich konstruktiv zu verhalten, wenn sie wollen. Ähnlich wie Kellys (1955) Theorie der persönlichen Konstrukte geht die REVT davon aus, dass Menschen bis zu einem gewissen Grad eine Wahl haben, wie sie ihr Leben konstruieren, und dass sie sich mit einem gewissen Maß an Anstrengung selbst beträchtlich ändern können, trotz des Vorhandenseins von biologischen und sozialen Einschränkungen.

Aufgrund ihres Konstruktivismus können Menschen sich motivieren und zwingen, sich zu ändern. Mit hoch entwickelten Sprachsystemen können sie denken, über ihr Denken nachdenken und über das Nachdenken über das Denken nachdenken. Auch wenn ihr Denken, ihre Gefühle und ihre Handlungen möglicherweise voneinander getrennt und ganz verschieden zu sein scheinen, beeinflussen sie sich gegenseitig und interagieren miteinander. Wenn Menschen denken, dann fühlen und handeln sie auch. Wenn sie fühlen, dann denken und handeln sie auch. Wenn sie handeln, dann denken und fühlen sie auch. Durch die Erkenntnis, dass sie destruktiv denken, fühlen oder sich verhalten, haben Menschen die Fähigkeit, sich zu gesundem und rationalem Denken, Fühlen und Handeln anzutreiben.

Folglich lehrt die REVT viele unterschiedliche Techniken des Denkens, Fühlens und Handelns, um dysfunktionale Verhaltensweisen zu ermitteln, zu erkunden und zu verändern. In ihrem Ansatz ist sie ganzheitlich. In ihren Methoden ist sie multimodal. Sie geht davon aus, dass es normalerweise beharrlicher Arbeit und Übung bedarf, um destruktive Neigungen zu ändern und die angestrebten Veränderungen beizubehalten.

Die REVT ermutigt nachdrücklich zu Einsichten, realistischen Perspektiven, Argumentieren und Logik, geht jedoch davon aus, dass diese rationalen Elemente allein – ohne intensive Emotionen, Motivation und Handeln – nicht für eine dauerhafte Veränderung ausreichen.

Die REVT ist in hohem Maße lehrhaft. Die unmittelbare didaktische Vermittlung ihrer Theorien und Praktiken funktioniert häufig, daher setzt sie Dialoge, Streitgespräche und die Disputation irrationaler Überzeugungen bei Klienten ein. Sie bedient sich darüber hinaus weiterer pädagogischer Methoden wie Artikel, Bücher, Vorlesungen, Workshops, CDs und DVDs. Sie akzeptiert, dass indirekte Lehrmethoden bei vielen Menschen gut funktionieren, und setzt daher den Sokratischen Dialog, Geschichten, Fabeln, Theaterstücke, Gedichte, Parabeln und andere Kommunikationsformen ein. Sie erkennt nachdrücklich an, dass jeder Mensch ein Individuum ist und für sich feststellt, dass bestimmte Modalitäten des Lernens für ihn am besten funktionieren.

Die REVT ist der Ursprung des kognitiven, multimodalen und integrativen Therapieansatzes. Ich (AE) begründete sie in den 1950er Jahren, und weitere kognitive Ansätze folgten. Von Anfang an beinhaltete sie philosophische sowie erlebensorientierte, emotionale und behaviorale Techniken. Als ihr Schöpfer und Begründer wurde ich in der Frühzeit der REVT zwar von den meisten Angehörigen der psychologischen, psychiatrischen und sozialen Berufsstände geächtet und kritisiert, doch inzwischen scheint es, als würden der kognitive Ansatz und die REVT oder ihre wesentlichen Aspekte von einer deutlichen Mehrheit der Menschen in den helfenden Berufen angewandt. Von den 1960er Jahren an belegten Studien, dass Leute, die an irrationalen Überzeugungen festhalten, wesentlich stärker gestört sind, als wenn sie nicht daran festhalten, und dass sie umso massiver gestört sind, je stärker sie daran festhalten (Ellis/Whiteley 1979). Wir begannen, Ergebnisstudien durchzuführen, dann fingen Aaron Beck, Donald Meichenbaum und andere damit an, und nun gibt es weit über 2.000 Studien zu der Wirksamkeit der KVT, die ich ins Leben rief. Das Gros der Studien zeigt, dass Menschen weniger gestört sind, wenn sie sich von starren, irrationalen Überzeugungen lösen und flexible, undogmatische Präferenzen annehmen.

Einer der Aspekte, in denen sich die REVT von den meisten anderen KV-Therapien unterscheidet, ist ihre starke philosophische Ausrichtung. Sie hebt die Bedeutung bedingungsloser Akzeptanz hervor. Um Menschen zu helfen, sich die drei grundlegenden REVT-Philosophien der bedingungslosen Selbstakzeptanz, der bedingungslosen Akzeptanz anderer und der bedingungslosen Akzeptanz des Lebens zu eigen zu machen, werden kognitive, emotionale und behaviorale Methoden eingesetzt. Sie alle werden in der vorliegenden Monografie beschrieben.

Die REVT unterscheidet sich in einem weiteren Punkt von den Theorien der anderen KV-Therapien. Sie geht davon aus, dass die grundlegenden Philosophien oder Kernüberzeugungen, denen viele Leute für gewöhnlich folgen, um Störungen bei sich selbst zu verursachen, zum großen Teil mit der Annahme und Schaffung von absolutistischen „Muss“ einhergehen. Obwohl die meisten KV-Therapien diese „Muss“ einbeziehen, stellen sie – anders als die REVT – nicht heraus, wie grundlegend und elementar sie sind und wie sie die meisten anderen tiefgreifenden Störungen wie Verschrecklichung, niedrige Frustrationstoleranz und Selbsterniedrigung verursachen. Die REVT drängt Menschen energisch dazu, ihre grundlegenden irrationalen, selbstschädigenden Philosophien zu ändern.

Obgleich ein REVT-Therapeut lernt, seinen Klienten gegenüber bedingungslose Akzeptanz anderer zu praktizieren, darf er eine Abhängigkeit des Klienten von ihm keineswegs fördern oder begünstigen. Ein wesentliches Ziel der REVT ist es, Menschen zu ermutigen, weitgehend autark und befähigt zu sein, um so gesunde Möglichkeiten des Denkens, Fühlens, Handelns und Seins wählen zu können – und sich selbst bedingungslos zu akzeptieren, selbst wenn sie diese gesunden Möglichkeiten nicht wählen – ohne der Akzeptanz oder der Bestätigung durch andere zu bedürfen. Und dazu gehört auch ihr allmächtiger Therapeut!

Wir glauben, dass die Prinzipien der REVT in den Bereich der schulischen Erziehung gehören, sodass die Kinder lernen können, wie sie es schaffen, nur selten Störungen bei sich selbst zu verursachen, und wie sie eine Störung bewältigen, wenn sie auftritt. Auf diese Weise wachsen sie zu Erwachsenen heran, die gesund denken, handeln und fühlen, die nur wenig Leid erfahren und in ihrem Leben großes und solides Glück erleben.

Diese Monografie bietet dem Leser eine solide Einführung in die Theorie und Praxis der REVT. Lesen Sie sie, haben Sie Ihren Spaß dabei, wenden Sie sie an – und hören Sie nicht damit auf. Auch wenn nichts im Leben absolut sicher ist, so ist es doch sehr wahrscheinlich, dass Therapeuten, Klienten, Schüler, Familie und Freunde sehr davon profitieren werden.

Probieren Sie es aus!

2 Geschichte

In diesem Kapitel geht es um die Ursprünge der Rational-Emotiven Verhaltenstherapie (REVT), ihre Entwicklung und ihre jüngere Geschichte. Die frühen Jahre der Entwicklung werden in *All Out: An Autobiography* (Ellis 2010) sehr viel detaillierter beschrieben. Als Begründer des Therapieansatzes spricht Albert Ellis in diesem Kapitel meist in der 1. Person Singular von sich selbst.

Ursprünge

Man kann zwar sagen, dass ich (AE) die REVT zwischen 1953 und 1955 entwickelte, nachdem ich die liberale Psychoanalyse weitgehend aufgegeben hatte, die ich in den vorangegangenen zehn Jahren praktiziert hatte. Doch waren die Keime der Theorie bereits in meiner Kindheit und Jugend und im frühen Erwachsenenalter in bestimmten Phasen erkennbar.

Als Kind war ich oft krank und musste im Krankenhaus behandelt werden. Meine Eltern hatten viel zu tun – meine Mutter mit meinen beiden Geschwistern, mein Vater mit seiner Arbeit und anderen Dingen. Ich bekam nicht so oft Besuch von ihnen wie viele andere der kleinen Patienten von ihren Eltern. Um meine Traurigkeit über diese Vernachlässigung zu mindern, hielt ich mich selbst davon ab, immer wieder über diese beklagenswerte Situation nachzudenken. Ich beschäftigte mich stattdessen damit, Bücher zu lesen, im Kopf großartige Pläne zu entwerfen oder mir herrliche Szenen auszudenken oder mich mit den Krankenschwestern und anderen zu unterhalten, die dort herumliefen. Ein gutes Beispiel für die Methode der kognitiven Ablenkung!

Ich war ein guter Schüler und hatte außerordentlich gute Noten. Ich erhielt den Spitznamen „Enzyklopädie“, weil ich angeblich „alles wusste“. Ich las praktisch jedes Buch, das mich interessierte und das ich bekommen konnte. Dazu zählten auch Bücher von antiken und modernen Philosophen und Psychologen. Zu den Autoren, die ich vor allem ab dem

16. Lebensjahr las, gehörten Sokrates, Epikur, Epiktet, Mark Aurel, Seneca, Konfuzius, Laotse, Gautama Buddha, Emerson, Dewey, Santayana, Russell, Wittgenstein, Spinoza, Kant, Hume, Thoreau, Freud, Watson und Adler – um nur einige zu nennen.

Man kann sagen, dass Philosophen, Psychologen, Essayisten, Romanautoren, Dramatiker und andere Schriftsteller einen wesentlichen und tiefgreifenden Einfluss auf mich hatten. Ich glaubte nicht leichtfertig, was ich las. Ich *dachte nach* über das, was ich las, zerrupfte kritisch alles, womit ich nicht übereinstimmte, und probierte Aspekte, mit denen ich sehr wohl übereinstimmte, an mir selbst aus. Jahre später setzte ich bei Klienten das ein, was ich aus meinen erfolgreichen Selbstversuchen gelernt hatte.

1932 war ich 19 Jahre alt und wurde zum Anführer einer radikalen Jugendgruppe gewählt. Das brachte es mit sich, dass ich öffentlich auftreten und Reden halten musste. Ich beschloss, dass es wohl an der Zeit sei, etwas gegen meinen Horror vor Auftritten dieser Art zu unternehmen. Ich setzte meine philosophischen Lehren ein, um mir klarzumachen, dass nichts Schreckliches passieren würde, wenn ich vor vielen Leuten eine Rede hielt. Selbst wenn ich mich dabei nicht wohlfühlte oder meine Sache nicht gut machte, würde mich das nicht umbringen. Mit anderen Worten: Ich überzeugte mich selbst von zwei wesentlichen Philosophien, die ich später in die REVT übernahm: *bedingungslose Selbstakzeptanz* (d. h., sich selbst mit allen Fehlern und Schwächen bedingungslos anzunehmen, einfach weil man existiert, unabhängig davon, ob man gute Leistungen bringt und die Zustimmung anderer erlangt oder nicht) und *hohe Frustrationstoleranz* (d. h., das zu akzeptieren und zu tolerieren, was man nicht will, mag oder bevorzugt). Was ich über die In-vivo-Desensibilisierungen bei John B. Watson (1919) las, dem ersten Verfechter des Behaviorismus, und seiner Assistentin, Mary Cover Jones, ermutigte mich zusätzlich, das zu tun, wovor ich Angst hatte, um über meine Angst hinwegzukommen.

Und es funktionierte! Wenige Monate, nachdem ich mich zu öffentlichen Auftritten gezwungen hatte, hatte ich nicht nur meine Fucht davor überwunden, sondern stellte fest, dass sie mir Spaß machten und dass ich recht talentiert darin war.

1933 dann, etwa einen Monat vor meinem 20. Geburtstag, beschloss ich, mit derselben Methode gegen meine Schüchternheit und meine Angst vorzugehen, mit Frauen zu reden. Trotz des Risikos von Misserfolg und Ablehnung sprach ich im August während der College-Ferien 100 Frauen an. Von diesen 100 Frauen verabredete ich mich mit einer einzigen – und die tauchte zu unserer Verabredung gar nicht erst auf! Trotzdem hatte ich die empirische Erkenntnis gewonnen, dass nichts Schreckliches passierte. Ich hatte meine Furcht erfolgreich bezwungen und wurde gut darin, mich mit

Frauen zu unterhalten. Ich erkannte, wie wichtig Kognition, Philosophie, logisches Denken und Selbstüberredung für die Veränderung dysfunktionalen Fühlens und Handelns sind.

Das Verständnis kognitiver Prozesse wurde zum wesentlichen Element der Therapie, die ich zwischen 1943 und 1947 bei meinen Klienten praktizierte. Danach setzte ich die psychoanalytische Therapie ein. Nachdem ich Psychoanalyse praktiziert und festgestellt hatte, dass dies die am wenigsten wirksame Therapieform war, die man jemals erfunden hatte, nahm ich 1952 die aktiv-direktive Therapie wieder auf und unterstrich die Bedeutung der Kognition mit großem Nachdruck.

Meine ursprüngliche Ausbildung als Psychotherapeut hatte ich im Bereich der Ehe,- Familien- und Sexualberatung absolviert. In diesem bestanden die Therapiesitzungen meist darin, den Klienten gezielte Informationen zu geben, zu wirksamer Kommunikation, zu sexuellen Fragen und sexuellen Problemen, mit denen sie zu kämpfen hatten, zur Kindererziehung usw. Obwohl das Therapieergebnis in diesen Fällen oft erfolgreich war, war mir klar, dass Menschen, um tatsächlich harmonisch mit anderen zusammenzuleben, lieber zuerst lernen sollten, in Frieden mit sich selbst zu leben. Dann durchlief ich eine intensive psychoanalytische Ausbildung, wenngleich ich bei Freuds Persönlichkeitstheorie einige Vorbehalte hatte. Ich unterzog mich einer orthodoxen Psychoanalyse bei einem angesehenen Analytiker der Gruppe um Karen Horney und setzte diesen Ansatz fortan bei meinen Klienten ein, wobei ich seine Effizienz und Wirksamkeit zunehmend in Zweifel zog. Obwohl sich viele meiner Klienten nach einigen Sitzungen besser fühlten, ging es ihnen selten in dem Sinne besser, dass sie weniger von den ungesunden Emotionen wie Angst, Depression oder Wut verspürten, und sie wussten auch nicht, wie sie solche Störungen vermeiden sollten. Ich begann, weniger den langwierigen psychoanalytischen Ansatz einzusetzen, und schlug mehr und mehr die aktiv-direktive Richtung ein, ohne jedoch die analytische Ausrichtung aufzugeben.

In den Jahren 1952 bis Anfang 1955 gehörte ich zu den Psychotherapeuten mit deutlich aktiv-direktiver psychoanalytischer Ausrichtung – und das mit guten Ergebnissen.

Meine Klienten machten die Erfahrung, dass der aktiv-direktive Ansatz ihnen in kürzerer Zeit zu besseren und anhaltenderen Ergebnissen verhalf. Mir wurde immer klarer, dass die Einsicht in Probleme nicht ausreichte, um sie zu ändern oder zu beheben – man musste *handeln*, und zwar so, dass man das bekämpfte, was die Probleme im Wesentlichen verursachte. Mit großem Nachdruck ermunterte ich meine Klienten, das zu tun, wovor sie sich fürchteten (z. B. Ablehnung zu riskieren), um konkret zu erleben, dass diese Dinge gar nicht so furchterregend waren. Viele reagierten positiv auf mein Drängen, doch einige widersetzten sich hartnäckig. Sie blieben bei ihren gewohnheitsmäßigen irrationalen Ansichten über sich selbst und andere und empfanden weiterhin Angst, Feindseligkeit und andere destruktive Emotionen. Ich arbeitete weiter daran, meine psychologischen und philosophischen Kenntnisse zusammenzuführen. Ich sah, dass Menschen ihre Vorstellung dessen, was richtig oder falsch ist oder was sie tun oder lassen sollten, von ihren Eltern, von anderen Leuten und von der Gesellschaft lernen – und dass ihre Sprache und Denkfähigkeit es ihnen ermöglichen, sich etwas einzureden, mit dem sie sich selbst im Weg stehen. Auf diese Weise können sie in ihrer Vorstellung Ängste erschaffen, für die es in der Realität keinerlei Anhaltspunkte gibt. Sie können sich selbst einreden – ohne diesen Standpunkt je in Frage zu stellen –, dass die irrationalen Überzeugungen anderer den Tatsachen entsprechen. Wenn man ihnen beigebracht hat, dass es schrecklich ist, zurückgewiesen zu werden, sagen sie sich immer wieder, dass Ablehnung etwas Furchtbares ist. Menschen re-indoktrinieren sich mit dem Unfug, mit dem man sie von frühester Kindheit an indoktriniert hat.

Während ich mich mit meiner Arbeit weiter von der psychoanalytisch orientierten Therapie weg in Richtung REVT bewegte, wurde mir immer klarer, dass meine Klienten nicht nur mit irrationalen fälschlichen Vorstellungen der Wertlosigkeit indoktriniert worden waren, als sie klein waren. Sie hielten auch als Erwachsene an diesen Vorstellungen fest. Sie re-indoktrinierten sich selbst immer wieder mit demselben Unsinn und machten ihn zu einem integralen Bestandteil ihrer Lebensphilosophie. Wenn Klienten in ihren Neurosen stecken blieben, lag es im Wesentlichen daran, dass sie weiterhin unrealistische schädliche Vorstellungen glaubten und dazu neigten, Dinge als „schrecklich" zu definieren, wenn sie eigentlich einfach nur lästig oder unerfreulich waren. Als ich klar erkannte, dass neurotisches Verhalten nicht nur auf externe Konditionierung und Indoktrination in der Kindheit zurückzuführen ist, sondern dass es auch intern durch die Re-Indoktrination des Einzelnen selbst aufrechterhalten bleibt, erfuhr meine Arbeit eine radikale Wende. Anstatt Klienten einfach aufzuzeigen, wo die Ursachen für ihre Störungen lagen und wie sie diese Störungen auflösen könnten, konzentrierte ich mich nun auf die Worte und Gedanken, die sie auflösen könnten, um sich selbst so wirksam wie möglich zu helfen.

Ich machte meinen Klienten klar, dass ihre Störungen in erster Linie daher rührten, dass sie Trugschlüsse für Fakten hielten. Sie redeten sich selbst eine Aneinanderreihung falscher Aussagen ein – und glaubten an das, was sie sich einredeten. Ich half ihnen, ihre Forderungen zu identifizieren und zu erkennen – das „Muss" und „Sollte" in ihren Überzeugungen –, die für viele ihrer Störungen verantwortlich waren. Immer mehr meiner Klienten, die die Macht ihrer negativen Vorstellungen erkannten, änderten diese Vorstellungen. Das Ergebnis war, dass sie weniger gestört waren und sich anderen gegenüber anders (auf zielfördernde Weise) verhielten. Innerhalb relativ kurzer Zeit ergaben sich bemerkenswerte Veränderungen, und zu Beginn des Jahres 1955 waren die grundlegende Theorie, Prinzipien und Praxis der REVT recht gut formuliert.

Meinen ersten größeren Artikel über die REVT nannte ich „Rational Psychotherapy" (Ellis 1958). Dabei betonte ich absichtlich den *rationalen* Aspekt, um deutlich zu machen, dass sie sich sehr von den meisten existierenden Therapien unterschied, von denen ich viele für anti-rational hielt. Sie bezogen kognitive Aspekte kaum ein, während ich in meiner Arbeit das Denken, ebenso wie das Fühlen und das Verhalten, besonders hervorhob. Es war eine Schrift, die ihrer Zeit voraus war und es in mancher Hinsicht auch heute noch ist.

Am 31. August 1956 präsentierte ich sie bei der Jahresversammlung der American Psychological Association (APA) in Chicago (Ellis 1956). Im Jahr zuvor hatte ich kürzere Versionen bereits bei psychologischen Konferenzen vorgestellt. Ich hatte Artikel zu diesem Thema geschrieben, die 1957 erschienen (Ellis 1957b, c). Aufgrund von Verzögerungen bei der Publikation wurde dieser Artikel jedoch erst Anfang 1958 im *Journal of General Psychology* veröffentlicht.

1961 änderte ich gemeinsam mit Bob Harper, meinem Freund, Kollegen und Co-Autor eines meiner ersten Bücher, *A Guide to Rational Living* (Ellis/Harper 1961), den Namen in Rational-Emotive Therapie (RET). Wir dachten, dass die Leute erkennen würden, dass sie kognitiv, emotiv und verhaltensbezogen war, doch sie blieben oft an dem Wort *rational* hängen.

Viele Jahre später riet mir ein anderer guter Freund und Kollege, Ray Corsini, den Namen in Rational-Emotive *Verhaltenstherapie* zu ändern. Allerdings war die Bezeichnung RET durch meine Bücher, Zeitschriftenbeiträge und Workshops gut eingeführt, und so unternahm ich zunächst nichts. Im Jahre 1993 beschloss ich jedoch endlich, dass er recht hatte. Ich verfasste einen Artikel für *The Behavior Therapist*, in dem ich aufzeigte, dass das, was ich machte, tatsächlich REVT war, und seitdem heißt sie so.

Die REVT ist nichts Statisches, und sie ist seit jenen frühen Jahren erweitert und weiterentwickelt worden. Dabei werden ihre Annahmen durch immer mehr Untersuchungen gestützt. Ich habe mehr als 80 Bücher geschrieben und mehr als 800 Artikel. Nach einer Umfrage unter den klinischen und beratenden Psychologen der APA, die 1982 veröffentlicht wurde (Smith 1982), erschien mein Name in der Liste der einflussreichsten Psychotherapeuten an zweiter Stelle (hinter Carl Rogers, aber vor Sigmund Freud). In der Studie von Heesacker und Kollegen (1982) wurde ich als der am häufigsten zitierte Autor von Arbeiten genannt, die seit 1957 im Laufe von 2 Jahren in drei wichtigen Fachzeitschriften erschienen waren. Und eine Studie über klinische Psychologen in Kanada zeigte, dass ich für sie der einflussreichste Psychotherapeut war, gefolgt von Carl Rogers und Aaron Beck (Warner 1991).

Entwicklung bis heute und aktuelle Überlegungen

Ich begründete die REVT im Januar 1955. Ab August 1956 wurde sie auf den alljährlich stattfindenden Kongressen der APA vorgestellt und auch einer breiten Leserschaft bekannt gemacht, vor allem durch meine Bücher *How to Live With a Neurotic* (1957a) und *Reason and Emotion in Psychotherapy* (1962) (dt.: Die rational-emotive Therapie: Das innere Selbstgespräch bei seelischen Problemen und seine Veränderung, 1982). Aaron T. „Tim" Beck war sich meiner Arbeiten durchaus bewusst, als er 1963 für sich in Anspruch nahm, die Kognitive Therapie und die Kognitive Verhaltenstherapie (KVT) zu begründen. In seinem ersten wichtigen Artikel verwies er auf den wesentlichen Zusammenhang von Denken und Depression (A.T. Beck 1963). Einige der Unterschiede zwischen ihm und mir sind rein stilistischer Natur. Wie ich Tim 1979 schrieb (Ellis 2010), lehren wir beide unsere Klienten das ABC ihrer Störungen (worauf im folgenden Kapitel näher eingegangen wird). Während ein Therapeut, der nach dem REVT-Ansatz arbeitet, die irrationalen Überzeugungen seiner Klienten jedoch nachdrücklich, aktiv und direktiv disputiert, gehen die kognitiven Therapeuten der beckschen Schule indirekter und langsamer vor. Im Jahre 2003 schrieben ich (Ellis 2003a) und Tim Beck und Christine Padesky (Padesky/Beck 2003) über die Ähnlichkeiten zwischen REVT und KVT und kamen überein, dass die REVT der Philosophie neben der Psychologie große Bedeutung beimisst und dabei die Betonung vor allem auf bedingungslose Selbstakzeptanz, bedingungslose Akzeptanz anderer und bedingungslose Akzeptanz des Lebens legt.

Ich habe bereits einige der Vorläufer der REVT erwähnt: die Philosophen, deren Werke ich in meiner Kindheit und Jugend gelesen und über die ich intensiv nachgedacht hatte. Schriften des Vertreters der Allgemeinen Semantik, Alfred Korzybski (1933/1990), waren richtungweisend, ebenso wie zeitgenössische Philosophen wie Bertrand Russell (1950). Paul Dubois (1907), der persuasive Formen der Psychotherapie anwandte, Alexander Herzberg (1945), einer der Erfinder der Hausaufgaben für Klienten, und Hippolyte Bernheim (1947) und Émile Coué (1923), die mit Hypnose und persuasiver aktiv-direktiver Methode arbeiteten und darüber schrieben, waren alle auf ihre Weise Vorläufer (D.J. Ellis 2010). Ich war ursprünglich nach der Karen-Horney-Methode der Psychoanalyse ausgebildet worden, und auf ihre Idee von der „Tyrannei des Sollens" wird in der REVT häufig Bezug genommen. Alfred Adler, ein besonders wichtiger Vorreiter der REVT aus dem Bereich der Psychotherapie, sagte vom Menschen, „daß sein Verhalten seiner Meinung [von sich] entspringt". Die REVT deckt sich mit weiteren adlerschen Konzepten wie dem vom Gemeinschaftsgefühl (Adler 1964).

Einige der Lehren, die sich im Bereich der Psychologie entwickelt haben, wie Hayes' Akzeptanz- und Commitment-Therapie (Hayes et al. 1999), gleichen der REVT in vielerlei Hinsicht. Sie verwenden jedoch Begriffe, die sie deutlich von ihr zu unterscheiden scheinen. Meiner Meinung nach bezieht die narrative Therapie nach White (White/Epston 1990) einige der Grundideen der REVT ein, ohne sie jedoch zu erwähnen. Glassers (1998) Choice-Therapie enthält vieles, das der REVT ähnelt, doch er zollt der REVT dafür die gebührende Anerkennung. Sowohl glaubhafte als auch kultisch orientierte „Selbsterfahrungs"-Gruppen haben sich Techniken und Philosophien der REVT zu eigen gemacht, ohne ihren Ursprung kenntlich zu machen. So hat Wayne Dyer (1977) eine Ausbildung in REVT durchlaufen und hat sie auch praktiziert, bevor er sein populäres Buch *Your Erroneous Zones* (dt.: Der wunde Punkt: die Kunst, nicht unglücklich zu sein. Zwölf Schritte zur Überwindung unserer seelischen Problemzonen, 2005) schrieb. Dieses Buch stellt meiner Ansicht nach die REVT in Reinform dar, ohne ihr allerdings Anerkennung zu zollen. Ebenso macht es Keyes (1972) mit seinem Buch *Handbook to higher consciousness* (dt.: Das Handbuch zum höheren Bewusstsein. Ein 12-Stufen-Programm zum Glücklichsein, 1990), das in weiten Teilen eine umgearbeitete Fassung von *A Guide to Rational Living* ist, dem Buch, das ich gemeinsam mit Bob Harper geschrieben habe (Ellis/Harper 1997).

Viele andere Autoren haben Theorien und Praktiken der REVT kopiert und sie als ihre ureigensten Ideen ausgegeben. Andere haben, absichtlich oder unbeabsichtigt, die zentralen Lehren der REVT aufgegriffen und sie anderen kognitiv-behavioral orientierten Autoren zugeschrieben. Begründer bestimmter spiritueller oder Selbsterfahrungsgruppen wie Werner Erhard wenden ebenfalls Prinzipien der REVT an, ohne sie als solche kenntlich zu machen. Es ist schade, dass das immer wieder passiert, aber wie es in der REVT heißt, ist es nicht *schrecklich*.

Unserer Ansicht nach wird die Wirksamkeit der REVT dafür sorgen, dass sie auch in Zukunft Bestand hat. Wir werden Klienten weiterhin drängen, ihre grundlegenden selbstschädigenden irrationalen Philosophien zu ändern. Wir hoffen, dass viele empirische Studien durchgeführt und mögliche empirische Mängel durch Hinzufügungen oder Abwandlungen beseitigt werden. Wenn die REVT geändert werden soll, dann hoffen wir, dass dies ausschließlich auf der Grundlage vieler nüchterner und gründlicher empirischer Untersuchungen geschieht. Und hoffentlich wird mehr Zeit und Geld zur Verfügung stehen, um die REVT und andere kognitiv-emotive Verhaltenstherapien zu erforschen: Forschungsarbeit und noch mehr Forschungsarbeit ist das konkrete Mittel, mit dem ihre therapeutischen Hypothesen aufrechterhalten und weiterentwickelt werden können.

In jüngster Zeit habe ich mehr über die REVT und den Buddhismus und ihre Gemeinsamkeiten gesprochen, und Debbie und ich haben Workshops zu diesem Thema gehalten. Meine Hinwendung zu großen Teilen des tibetischen Buddhismus ist recht neu, doch meine Skepsis einigen seiner mystischen Aspekte und einigen Aspekten des Zen-Buddhismus gegenüber ist immer noch da. Dennoch gibt es deutliche Überschneidungen zwischen den wichtigsten Prinzipien des Buddhismus und den Philosophien der REVT. Dass ich bei der REVT dem Denken, Fühlen und Handeln so großen Wert beimesse, ist wahrscheinlich auf den Einfluss der buddhistischen Lehren zurückzuführen, über die ich in meiner Jugend viel gelesen habe. Beide Ansätze setzen alle drei Prozesse aktiv und direktiv ein, die für eine gesunde Funktionsweise nötig sind: Kognition, Emotion und Verhalten. Beide empfehlen, eine wache Bewusstheit – Achtsamkeit – zu entwickeln, und gehen auf die Bedeutung der Wahrnehmung ein. Damit ist die Wahrnehmung der „Wirklichkeit“ gemeint, um sie zu beurteilen und einzuschätzen und hilfreiche Veränderungen vorzunehmen, wo es angemessen ist. Beide erkennen an, dass das Denken viele Übertreibungen und Illusionen enthalten kann, und sie empfehlen, diese Verzerrungen zu beseitigen. Beide ermutigen zum logischen Denken sowie zur eingehenden Betrachtung und Disputation hinderlicher irrationaler Gedanken. Beide stimmen darin überein, dass Leid nicht nur von Problemen verursacht wird, die von außen an uns heranreichen, sondern auch durch die Einstellungen und Ansichten zu diesen Problemen. Beide sind zielführend und humanistisch statt selbstbezogen oder selbstsüchtig und beziehen damit eine rationale Spiritualität ein. In beider Lehren spielt die bedingungslose Akzeptanz in gemäßigter Form eine aktive Rolle, beide ermutigen zu Mitgefühl für andere und sich selbst. Beide sind praktisch orientiert und zeigen auf, wie ein effektives Leben in der Gesellschaft, in der man sich befindet, möglich ist. Beide favorisieren eine gewisse Skepsis und Offenheit den eigenen Prinzipien gegenüber und ermuntern die Menschen, sie mit wissenschaftlichen Methoden und Theorien zu vergleichen.

Obwohl die bedingungslose Akzeptanz immer schon ein Kernkonzept der Philosophie der REVT gewesen ist, habe ich sie in den letzten Jahren noch stärker hervorgehoben. Mein Buch *The Myth of Self-Esteem* (2005b) beschäftigt sich mit diesem Thema. Die intensivere Betonung dieses speziellen Aspekts mag damit zu tun haben, dass ich die REVT auf die Zeiten anwende, in denen wir leben. Das 21. Jahrhundert ist durch eine zunehmende terroristische Bedrohung gekennzeichnet, die in großen Teilen dem Mangel an bedingungsloser Akzeptanz anderer und dem daraus resultierenden fanatischen Hass entspringt.

Ein weiterer Beweggrund mag in der Tatsache liegen, dass ich, während ich dieses Buch schreibe, das Konzept der bedingungslosen Akzeptanz in meinem eigenen Leben aktiv anwende. Bedauerlicherweise haben Direktoren des Instituts, das ich 1959 gegründet habe, in den letzten Jahren Verhaltensweisen an den Tag gelegt, die sich meiner Meinung nach gegen die Philosophie der REVT wenden. Das Leitbild des Instituts wurde ohne mein Wissen geändert. 2005 wurde ich von allen Tätigkeiten am Institut entbunden und von meinem Posten als Vorstandsvorsitzenden verdrängt. Im Januar 2006 entschied der State Supreme Court in Manhattan, dass der Vorstand mich nicht im Rahmen einer Sitzung hätte absägen dürfen, von der ich ausgeschlossen war. Durch Entscheidung des Richters bekam ich meine Position im Vorstand zurück, der Richter nannte die Haltung des Instituts mir gegenüber „arglistig“ und zitierte die Rechtssprechung, nach der eine

> „Absetzung, die ohne jegliche Vorankündigung oder Berücksichtigung des Konfrontationsrechtes vorgenommen wird, nicht hinnehmbar ist und unserem Grundsatz von demokratischen und rechtlichen Verfahrensweisen, Fairplay und dem Geist des Gesetzes widerspricht“.

Den Punkt „unfaires Verhalten“ könnte ich endlos weiter ausführen. Eine Folge war, dass ich seit 2005 nicht mehr im Gebäude des Instituts unterrichte. (Meine Frau Debbie und ich mieteten im Nachbargebäude Räume an und fuhren mit unserer Unterrichtstätigkeit fort, trotz der uns auferlegten Beschränkungen.) Leider muss ich sagen, dass das Institut, das meinen Namen trägt, mittlerweile weder mich noch die Prinzipien der REVT repräsentiert. Darüber hinaus arbeitet es nicht in die Richtung, in der ich die REVT sehen möchte. Trotz aller Qualen, die diese Situation mit sich brachte, hielt ich die ganze Zeit über an bedingungsloser Akzeptanz fest.

Wenn ich schließlich ins Gras beiße, vertraue ich darauf, dass meine Frau und Co-Autorin dieses Buches, Debbie Joffe Ellis, meine Arbeit weiterführen kann. Dasselbe wird eine große Zahl an Therapeuten tun, die eine solide Ausbildung in REVT hinter sich haben, die sich an ihre Prinzipien halten und sie nicht verwässern, die sie befolgen und lehren und die ihr Bestes geben, um bedingungslose Selbstakzeptanz, bedingungslose Akzeptanz anderer und bedingungslose Akzeptanz des Lebens bei ihren Klienten, sich selbst und anderen Therapeuten zu praktizieren. Die REVT wird wachsen und durch Forschungen weiter gestützt werden. Vermutlich werden mehr Leute erkennen, dass sie zwar nicht die einzige funktionierende Therapieform ist, dass sie aber aller Wahrscheinlichkeit nach für mehr Leute in mehr Fällen die bessere Art von Therapie ist.

3 Theorie

Dieses Kapitel beschäftigt sich mit der Theorie hinter der Rational-Emotiven Verhaltenstherapie (REVT). Die Ziele der REVT sind einfach. Vorrangig geht es darum, möglichst vielen Leuten zu helfen, damit sie weniger leiden und das Leben mehr genießen. Die Grundkonzepte der REVT werden sehr detailliert in Ellis (1962, 2001b, 2005b) und Ellis und Harper (1961, 1975, 1997) dargestellt. Wie sich bestimmte Kernkonzepte aus AEs persönlichen Erfahrungen entwickelten, wird in Ellis (2010) ausführlich beschrieben.

Darüber hinaus zielt die REVT darauf ab, Menschen in einfacher, leicht verständlicher Sprache mit dem Wissen und den Werkzeugen auszustatten, die sie brauchen, um dieses Ziel zu erreichen. Sie bemüht sich, kompetente Lehrer und Therapeuten in dieser Methode auszubilden, damit sie die REVT an ihre Klienten und Studenten weitergeben und die Öffentlichkeit anregen können, Buchempfehlungen aufzugreifen und an Präsentationen und Workshops zu diesem Thema teilzunehmen. Sie ermutigt Menschen, nach dem zu handeln, was sie lernen. Einsichten reichen für gewöhnlich nicht aus, um konstruktive und bleibende Veränderungen zu bewirken. Dazu bedarf es fortgesetzter Arbeit und Übung. Um diese Ziele in einer Therapie zu erreichen, setzt der Therapeut die Theorie hinter dem Ansatz um. Nachfolgend finden Sie eine Einführung in diese Theorie.

Was wir uns selbst sagen: Rationale und irrationale Denkweisen

Die grundlegenden Prinzipien der REVT lauten:

1. Nicht das, was passiert, erzeugt unsere Emotionen und Handlungen, sondern das, was wir uns selbst über das Geschehene sagen. Mit anderen Worten: Menschen machen sich nicht nur aufgrund von unerfreulichen *Widrigkeiten* (A = adversities) unglücklich, die sich in ihrem Leben er-

eignen, sondern auch durch *Überzeugungen, Gefühle und Verhaltensweisen* (B = beliefs), die sie zu diesen Widrigkeiten hinzufügen. Daher ergibt A plus B ihre gestörten (oder nicht gestörten) *Konsequenzen* (C = consequences). Teilweise konstruieren sie ihre gestörten (oder nicht gestörten) Gefühle durch Reaktionen (B) auf unerwünschte Ereignisse (A). Wir erschaffen und steuern unser Schicksal auf der emotionalen und verhaltensbezogenen Ebene durch unsere Art zu denken.

2. Was die Art und Weise angeht, wie unsere Gedanken, Gefühle und Verhaltensweisen in Beziehung zueinander stehen und miteinander verknüpft sind, so vertritt die REVT eine ganzheitliche Auffassung. Sie geht davon aus, dass das, was Menschen an Punkt B zu Punkt C beitragen, aus Gedanken, Gefühlen und Verhaltensweisen besteht, die gemeinsam zu ihren gesunden oder ungesunden Konsequenzen führen. Wenn A als „schlecht" eingestuft wird, haben Menschen rationale oder vernünftige Überzeugungen-Gefühle-Verhaltensweisen an Punkt B, z. B. „Ich mag keine A und wünschte, es gäbe sie nicht. Es gibt sie aber, und ich komme damit zurecht." Dann verspüren sie das, was die REVT als *gesunde Reaktionen* bezeichnet, nämlich Trauer, Enttäuschung und Frustration. Diese gesunden Reaktionen machen es ihnen möglich, mit Widrigkeiten (A) zurechtzukommen. Wenn Menschen ihre Widrigkeiten als „schrecklich" und „furchtbar" einstufen und denken, dass sie sie „nicht aushalten können", haben sie irrationale Überzeugungen-Gefühle-Verhaltensweisen und reagieren an Punkt C mit Depressionen, Wut und Angst. Sie fühlen sich gestört und kommen schlecht mit Widrigkeiten (A) zurecht.

Nehmen wir ein Beispiel. Sagen wir, dass jemand Sie an Punkt A beschimpft oder zu Unrecht einer Gemeinheit bezichtigt hat und dass Sie an Punkt C ungesunde Wut empfunden haben. Dann waren es nicht die Beschimpfungen oder die Anschuldigungen an Punkt A, die Ihre C heraufbeschwört haben, sondern Ihre Überzeugungen an Punkt B. Sehr wahrscheinlich haben Sie etwas gedacht wie „Er *hätte nicht* so mit mir reden *dürfen*, dieser elende Schuft. Leute *sollten* immer nett zu mir sein und mich mit Respekt behandeln und mich *nie* zu Unrecht beschuldigen. Es ist *schrecklich*, dass er das getan hat, und ich *kann ihn einfach nicht ausstehen*."

Wenn Sie sich an Punkt B gesagt hätten: „Da, jetzt macht er das schon wieder – es ist schade, dass er so mit mir redet. Es gefällt mir nicht, aber es ist nicht das Ende der Welt, und ich komme damit klar. Auch wenn das, was er gesagt hat, meiner Ansicht nach nicht wahr ist, sind wir doch alle fehlbar, und es kann auch schon mal vorkommen, dass wir nicht recht haben. Ich habe auch nicht immer recht – und ich beschließe, das, was er gesagt hat, nicht zu ernst zu nehmen." Dann hätten Sie sich aller Wahrscheinlichkeit nach enttäuscht und vielleicht ein wenig frustriert gefühlt. Das sind gesunde Reaktionen auf ein unerfreuliches Ereignis, im Gegensatz zu der ungesunden und dysfunktionalen Reaktion der Wut.

Die REVT erkennt den Einfluss biologisch vorgegebener und erlernter Faktoren an.

3. Menschen werden mit der Fähigkeit geboren, sowohl rational als auch irrational zu denken. Dank ihrer Bewusstheit können sie wählen, wie sie denken-fühlen-handeln (an Punkt B). Wenn sie eine dysfunktionale Wahl treffen (was bei vielen von uns häufig der Fall ist), können sie sie umgestalten und sich für eine funktionalere Alternative entscheiden. Menschen können (vor allem mithilfe der Psychotherapie) lernen, an Punkt B den Unterschied zwischen ihren funktionalen und dysfunktionalen Entscheidungen zu erkennen. Sie können lernen, ihre dysfunktionalen Überzeugungen-Gefühle-Verhaltensweisen zu korrigieren, und mit einiger Übung können sie sich angewöhnen, rationale Alternativen den irrationalen vorzuziehen und auf diese Weise weniger Störungen bei sich selbst zu verursachen. Es liegt jedoch in ihrer biologischen und erlernten Natur, dass Menschen im Laufe ihres Lebens an Punkt B immer wieder in dysfunktionale Überzeugungen-Gefühle-Verhaltensweisen zurückfallen und nicht vollkommen rational oder funktional sind. Wie die Buddhisten schon vor 2500 Jahren sagten, gehört es zum Menschsein dazu, erleuchtet *und* nicht erleuchtet zu sein, niemals vollständig und ununterbrochen erleuchtet.
4. Es gibt einen Unterschied zwischen rationalem und irrationalem Denken.

Rationales Denken

- ist in der empirischen Wirklichkeit begründet;
- betrachtet Dinge mit Augenmaß;
- *bevorzugt* – fordert aber nicht –, dass die Dinge so sind, wie wir sie gerne hätten;
- verdammt sich selbst, andere und das Leben nicht;
- geht mit einer hohen Frustrationstoleranz einher und bringt angemessene und gesunde Emotionen hervor.

Irrationales Denken

- übertreibt, verschrecklicht und katastrophisiert;
- *fordert* (mit „sollte“ und „muss“), dass die Dinge so sind, wie man sie haben will;

- verurteilt und verdammt;
- geht mit einer niedrigen Frustrationstoleranz einher und
- erzeugt schwächende und ungesunde negative Emotionen.

Viele Therapeuten, vor allem solche mit psychoanalytischen Ausrichtungen, gehen davon aus, dass Klienten, die den Ursprung ihrer Störungen erkennen, fortan wissen, wie ihre Neurosen aufrechterhalten werden und wie sie zu überwinden sind (Ellis 1962; Freud 1965). Die REVT stimmt mit dieser Annahme nicht überein. Sie unterstellt, dass die Erkenntnis, wie Menschen ursprünglich dazu gekommen sind, sich unlogisch zu verhalten, uns keine Anhaltspunkte dafür liefert, wie sie ihr Verhalten aufrechterhalten oder was sie unternehmen können, um es zu ändern. Das gilt vor allem deshalb, weil Menschen sowohl unter sekundären als auch unter primären Störungen leiden können. So kann sich jemand Angst machen, weil er befürchtet, in einem bevorstehenden Vorstellungsgespräch nicht gut anzukommen (primäre Störung), und sich dann Angst machen, weil er sich Angst macht (sekundäre Störung). Die Ursachen für die primäre Angst zu verstehen muss ihm nicht notwendigerweise helfen, die sekundären Symptome zu verstehen und zu überwinden. Nach der REVT liegt der Schlüssel zu Verständnis und Überwindung von Störungen darin,

a. irrationale Überzeugungen zu identifizieren und herauszufinden, wie sie Unglücklichsein und Störungen erzeugen und aufrechterhalten,
b. sie zu disputieren und
c. Überzeugungen zu rationalen, sich selbst helfenden und lebensbejahenden Überzeugungen umzudenken und umzuformulieren.

In meiner (AE) ersten größeren Präsentation der REVT, die auf der Jahrestagung der American Psychological Association am 31. August 1956 stattfand, ging ich auf einige der wesentlichen irrationalen Vorstellungen ein, von denen Menschen überzeugt sind, mit denen sie sich ohne nachzudenken oder bewusst immer wieder indoktrinieren und die folglich zu selbstschädigenden und ungesunden Emotionen und Verhaltensweisen führen. Einige dieser irrationalen Überzeugungen werden von den Eltern eingeimpft und einige von den Massenmedien der jeweiligen Kultur. Einige erfinden diejenigen, die sie glauben, selbst und sind dabei recht kreativ. Hier ein paar Beispiele für solche irrationalen Überzeugungen:

1. Es ist *absolut notwendig*, von wichtigen Bezugspersonen geliebt oder von ihnen wohlwollend behandelt zu werden, statt sich rational auf die eigene bedingungslose Selbstakzeptanz zu konzentrieren.

2. Bestimmte Dinge sind falsch, bösartig oder gemein, und Leute, die sie tun, *muss* man verdammen, im Gegensatz zu der rationalen Vorstellung, dass bestimmte Handlungsweisen unangemessen und verdammenswürdig sind und dass man Menschen, die so handeln, besser angemessen zügeln oder beobachten, aber nicht als vollkommen schlechte oder wertlose menschliche Wesen verdammen sollte.
3. Es ist schrecklich, furchtbar und katastrophal, wenn Dinge nicht so sind, wie sie sein *müssen*, im Gegensatz zu der rationalen Vorstellung, dass es Pech ist, wenn die Dinge nicht so laufen, wie man das *möchte*. Man kann sicherlich versuchen, die Umstände so zu verändern oder zu steuern, dass sie zufriedenstellender werden. Wenn es jedoch unmöglich ist, eine ungünstige Situation zu ändern oder zu steuern, sollte man ihre Existenz besser akzeptieren und sich nicht immer weiter einreden, wie schrecklich sie ist.
4. Unerfreuliche Umstände *dürfen nicht* existieren. Wenn sie es tun, führen sie unmittelbar zu menschlichen Störungen, im Gegensatz zu der rationalen Überzeugung, dass viel menschliches Unglücklichsein durch die Einstellung verursacht oder aufrechterhalten wird, die man zu Dingen hat, nicht durch die Dinge selbst.
5. Wenn etwas gefährlich oder furchterregend ist oder sein könnte, muss man sich deswegen schreckliche Sorgen machen, im Gegensatz zu der rationalen Vorstellung, dass man eine Sache, die gefährlich oder furchterregend ist oder sein könnte, offen angehen und versuchen kann, sie ungefährlich zu machen. Wenn das nicht möglich ist, denkt man besser an etwas anderes und hört auf, sich einzureden, dass diese Sache *absolut nicht vorkommen darf*.
6. Schwierigkeiten *dürfen nicht* vorkommen, und es ist einfacher, ihnen aus dem Weg zu gehen, statt sich den Problemen und Verantwortlichkeiten des Lebens zu stellen, im Gegensatz zu der rationalen Denkweise, dass der sogenannte einfache Weg auf Dauer fast unweigerlich viel schwieriger ist und dass man die meisten Probleme dadurch löst, dass man sie direkt angeht.
7. Man *braucht* unbedingt etwas oder jemanden, der stärker oder großartiger ist als man selbst, auf den man sich stützen kann, im Gegensatz zu der rationalen Vorstellung, dass es normalerweise viel besser, gesünder und befähigender ist, auf den eigenen Füßen zu stehen und Vertrauen in sich selbst und seine Fähigkeiten zu gewinnen, um sich den schwierigen Umständen des Lebens zu stellen.
8. Man *muss* durch und durch kompetent, intelligent und leistungsfähig sein und allem immer in jeder Hinsicht gerecht werden, im Gegensatz zu der rationalen Vorstellung, dass man besser etwas *macht*, statt

immer alles gut machen zu müssen, und dass man wählen kann, sich selbst bedingungslos als ein unvollkommenes Wesen zu akzeptieren, das typisch menschliche Grenzen und bestimmte Schwächen aufweist.
9. Weil es einmal etwas gegeben hat, das intensive Auswirkungen auf das eigene Leben hatte, *müssen* diese Auswirkungen auf ewig anhalten, im Gegensatz zu der rationalen Vorstellung, dass man aus seinen in der Vergangenheit gemachten Erfahrungen lernen kann, ohne übermäßig an sie gebunden oder durch sie voreingenommen zu sein.
10. Andere *dürfen nicht* so handeln, wie sie es tun. Man muss sie ändern, damit sie so handeln, wie man selbst es möchte, im Gegensatz zu der rationalen Vorstellung, dass die Mängel anderer Leute weitgehend *ihr eigenes* Problem sind und dass die Forderung, sie mögen sich ändern, ihnen kaum zu Veränderungen verhelfen wird, wenn sie diese nicht selbst wollen.
11. Menschliches Glück lässt sich durch Trägheit und Untätigkeit erlangen, im Gegensatz zu der rationalen Vorstellung, dass Menschen normalerweise dann am glücklichsten sind, wenn ihre Denkweisen gesund sind, wenn sie aktiv und mit Leib und Seele in kreativen Beschäftigungen aufgehen und wenn sie sich Menschen oder Projekten außerhalb von sich selbst widmen.
12. Man hat praktisch keine Kontrolle über seine Emotionen und kann nicht verhindern, dass man auf eine bestimmte Art empfindet, im Gegensatz zu der rationalen Vorstellung, dass man große Kontrolle über seine Emotionen hat, wenn man wählt, diejenigen irrationalen Vorstellungen zu disputieren und zu ersetzen, die ungesunde Emotionen hervorbringen.

Wie Sie sehen können, ist die Tyrannei der „Sollte"- und „Muss"-Forderungen ein Bestandteil der irrationalen Überzeugungen.

Bedingungslose Akzeptanz

Die Prinzipien und Praktiken der REVT gehen davon aus, dass man emotionale Stabilität, Wohlbefinden im Leben und das erreichen kann, was Buddhisten „bedeutende Erleuchtung" (Dalai Lama/Cutler 1998; Sogyal Rinpoche 1993) nennen, wenn man sich konsequent – nicht immer – die folgenden der wichtigen Philosophien aneignet.

1. *Bedingungslose Selbstakzeptanz.* Sie akzeptieren sich immer – ja, immer – mit all Ihren Schwächen. Sie weigern sich, das zu tun, wovor der namhafte Philosoph Alfred Korzybski (1933/1990) gewarnt hat: sich *selbst*, Ihr *Selbst*, Ihr ganzes *Wesen* für Ihre Fehler zu verdammen. Kann sein, dass Sie viele Fehler machen, natürlich, das liegt in der Natur des Menschen. Aber Sie denken daran, dass es immer wieder ein nächstes Mal gibt, und nehmen Irrtümer oder Fehler nie zum Anlass, sich komplett zu verdammen.
2. *Bedingungslose Akzeptanz anderer.* Ebenso, wie Sie sich weigern, sich selbst wegen Ihrer Dummheiten zu verdammen, weigern Sie sich hartnäckig, andere Menschen für ihre Dummheiten zu verdammen. Wir alle sind fehlbare menschliche Wesen. Sie sehen, wie die anderen Mist bauen, aber Sie verdammen sie nicht als komplette Versager (Korzybski 1933/1990). Sie bemühen sich, Mitgefühl für einen Missetäter zu empfinden.
3. *Bedingungslose Akzeptanz des Lebens.* Sie erkennen, was falsch, ungerecht und unmoralisch im Leben ist, und versuchen – soweit es Ihnen möglich ist –, Verbesserungen herbeizuführen. Sie kommen jedoch nicht zu dem Schluss, dass das Leben selbst hoffnungslos ist und sich nichts daran verändern lässt. Wenn Sie kurzfristig nicht in der Lage sind, es besser zu machen, akzeptieren Sie es als „schlecht“ oder „lästig“, aber nicht als „schrecklich“ oder „furchtbar“. Sie sind optimistisch und sehen, dass es besser sein *kann*. Sie versuchen Ihr Bestes, für Verbesserungen zu sorgen, unternehmen aber keine verzweifelten oder hoffnungslosen Versuche.

Die REVT erinnert uns daran, dass wir, wenn wir an bedingungsloser Akzeptanz unserer selbst, anderer Menschen und des Lebens arbeiten und aufhören zu jammern, zu klagen und zu verlangen, dass die Dinge fair, gut und gerecht sein mögen, zwar nicht immer das bekommen, was wir uns wünschen. Dennoch können wir aus unseren Bemühungen lernen und Stabilität erlangen. Selbst wenn die Realität so aussieht, dass das Leben nicht leicht ist, haben wir immer noch uns selbst und die Möglichkeit zu genießen und uns zu freuen, solange wir bedingungslose Akzeptanz walten lassen.

Die ABC- oder ABCDE-Theorie

Die ABC- oder ABCDE-Theorie der REVT verdeutlicht die Verbindung zwischen einem *auslösenden Ereignis* (A) und seinen *Konsequenzen* (C), indem sie die damit einhergehenden *Überzeugungen* (B) identifiziert. Mit der *Disputation* (D) und *effektiven* neuen Philosophien (E) liefert sie darüber hinaus die Mittel, irrationale Überzeugungen durch rationale zu ersetzen. Sie vereinfacht den Prozess, mit dem beleuchtet wird, wie wir unsere Störungen selbst hervorrufen, wie wir uns also selbst stören, und zeigt Möglichkeiten auf, wie wir uns selbst *ent*-stören können. Klienten profitieren davon, wenn ihre Therapeuten ihnen das Verfahren beibringen, indem sie es mit ihnen durchführen. Menschen, die sich nicht in therapeutischer Behandlung befinden, profitieren davon, wenn sie die Technik der REVT gerade lernen und sie es selbst durchführen, am besten in schriftlicher Form.

A steht für *aktivierende Ereignisse* (activating events) oder *Widrigkeite*n (adversities). Wir identifizieren klar, was passiert ist.

C steht für *Konsequenzen* (consequences). Sie können auf der emotionalen oder der verhaltensbezogenen Ebene ablaufen.

Obwohl B im Alphabet vor C kommt, ist es bei der Arbeit nach dem ABC-Modell hilfreich, zunächst Punkt C zu identifizieren und herauszufinden, bei welchen der emotionalen Konsequenzen (C) es sich um „ungesunde" negative Emotionen wie Angst, Depressionen, Wut, Scham, Schuldgefühle, Eifersucht und Verletztheit handelt. Die REVT versucht nicht, „gesunde" negative Emotionen wie Ärger und Frustration, Bedauern und Enttäuschung umzuwandeln. Sie stellen oftmals angemessene Reaktionen auf schwierige Umstände dar und schwächen einen Menschen nicht, wie es bei den ungesunden Emotionen häufig der Fall sein kann.

B steht für *Überzeugungen* (beliefs) oder *Glaubenssystem* (belief system). Zu einem Glaubenssystem gehören sowohl funktionale oder rationale Überzeugungen (rational beliefs = RBs) als auch dysfunktionale oder irrationale Überzeugungen (irrational beliefs = IBs), und zwar auf der emotionalen wie auf der verhaltensbezogenen Ebene. Wie bereits erwähnt, handelt es sich bei den rationalen Überzeugungen, den RBs, meist um Präferenzen und Wünsche (z. B. „Ich *will* gut abschneiden und von wichtigen Bezugspersonen Bestätigung erfahren"). Die irrationalen Überzeugungen, die IBs, beinhalten dagegen meist absolutistische „Muss"- und „Sollte"-Forderungen (z. B. „Ich *sollte/muss* gut abschneiden und von wichtigen Bezugspersonen Bestätigung erfahren"). Es sei daran erinnert, dass Menschen, die ihre irrationalen Überzeugungen (die zu selbstschädigenden Konsequenzen führen) in rationale Überzeugungen (die selbsthelfende

Konsequenzen haben) umwandeln wollen, besser nicht nur an ihren Überzeugungen, sondern an dem gesamten Geflecht aus Überzeugungen, Gefühlen und Verhaltensweisen arbeiten. Es empfiehlt sich, die dysfunktionalen Überzeugungen energisch und mit Nachdruck (d. h. auf der emotiven Ebene) zu ändern und gleichzeitig mit Nachdruck und beständig gegen sie anzufühlen und gegen sie anzuhandeln. Warum? Weil, wie wir bereits herausgestellt haben, die Überzeugungen unweigerlich mit den Emotionen und den Verhaltensweisen einhergehen und untrennbar mit ihnen verbunden sind.

D steht für Disputation. Wenn man rationale von irrationalen Überzeugungen unterschieden hat, behält man seine Präferenzen und formuliert effektive und gesunde neue Philosophien. Das erreicht man dadurch, dass man seine Forderungen verändert, indem man sich mit ihnen auseinandersetzt und sie energisch disputiert. Es gibt drei Formen der Disputation und des rationalen Infragestellens:

1. Realistische Disputation: Bei dieser Form der Disputation werden die irrationalen Überzeugungen dadurch infrage gestellt, dass die dahinterliegende Wahrheit oder faktische Realität untersucht wird. Zu den typischen Fragestellungen gehören etwa: Warum *muss* ich gute Leistungen bringen? Wo ist der Beweis, dass ich die Bestätigung wichtiger Bezugspersonen haben *muss*? Wo steht das geschrieben? Ist es wirklich schrecklich und furchtbar und könnte schlimmer nicht sein? Kann ich es wirklich nicht aushalten?
2. Logische Disputation: Bei dieser Form der Disputation wird die Logik untersucht, die den irrationalen Überzeugungen zugrunde liegt. Zu den typischen Fragestellungen gehören: Sind meine Überzeugungen logisch? Folgen sie meinen Präferenzen? Ist es folgerichtig, dass ich, wenn ich keine gute Leistung bringe oder den Zuspruch anderer verliere, als Person unzulänglich bin?
3. Pragmatische Disputation: Bei dieser Form der Disputation wird pragmatisch untersucht, was passiert, wenn man an seinen irrationalen Überzeugungen festhält. Zu den typischen Fragestellungen gehören: Hilft es mir oder schadet es mir, wenn ich an dieser Überzeugung festhalte? Was passiert, wenn ich weiterhin glaube, dass ich gute Leistungen unbedingt bringen *muss* und von wichtigen Bezugspersonen immer Bestätigung erfahren *muss*? Möchte ich, dass das passiert?

Wenn Menschen ihre IBs hartnäckig disputieren und an ihren RBs festhalten, entsteht als Ergebnis E, was für *effektive neue Philosophien* steht. Dies sind gesunde, funktionale und realistische Positionen, von denen aus man sich selbst, andere und die Welt wahrnimmt. Hier sind einige Beispiele für effektive neue Philosophien:

> „Egal wie schlecht ich mich verhalten habe, ich bin kein schlechter Mensch – nur einfach jemand, der sich in dieser Situation schlecht verhalten hat" und „Obwohl einige Gegebenheiten in meinem Leben im Moment schwierig und bedauerlich sind, bedeutet das nicht, dass die Welt ganz und gar schlimm oder dass mein ganzes Leben total mies ist. Und außerdem werden diese Gegebenheiten nicht ewig andauern."

An diesem Punkt lassen sich Bewältigungsaussagen hinzufügen, zusätzliche und angemessene Aussagen, die beim Zurechtkommen behilflich sind. Um gesunde Präferenzen beizubehalten und weiterhin dysfunktionale Forderungen aufzugeben, ist eine fortgesetzte Anwendung von Techniken der REVT nötig. Das bringt uns zu dem nächsten Grundkonzept der REVT.

Arbeit und Übung

Arbeit und Übung führen zu den dauerhaftesten Veränderungen. Sie führen nicht nur dazu, dass man sich besser fühlt, sondern dass es einem tatsächlich besser geht. Auf den folgenden Seiten werden mehrere Techniken des Denkens, Fühlens und Handelns beschrieben, die Sie auch in vielen anderen Schriften über die REVT finden. Die REVT empfiehlt, die Techniken auszuprobieren, die dem Menschen und den Störungen, von denen er sich befreien will, am ehesten angemessen sind. Sie rät, jede Technik ausgiebig zu testen. Wenn eine nicht funktioniert, rät sie, eine andere zu nehmen und noch eine und dann noch eine! Selbst wenn eine funktioniert, lautet die Empfehlung, es auch mit einigen der anderen zu versuchen. Die REVT empfiehlt, jede Technik viele Male zu probieren und Fortschritte (oder den Mangel an Fortschritten) immer wieder aufs Neue einzuschätzen. Setzen Sie die Methoden immer und immer und immer wieder ein, ernsthaft, energisch und mit Nachdruck.

Der multimodale Charakter der REVT

Die REVT ist multimodal – sie hat intellektuelle und affektive Techniken sowie Handlungstechniken ausgearbeitet und einige Methoden anderer Therapieformen angepasst, die sich problemlos in die REVT-Techniken integrieren ließen.

Die REVT hat insofern Pionierarbeit geleistet, als sie emotive und verhaltensbezogene Methoden mit Denkmethoden verknüpft. Kognitive, emotive und verhaltensbezogene Methoden werden seit Jahrhunderten von Philosophen, religiösen und spirituellen Führern und Therapeuten eingesetzt, um Menschen mit Störungen zu helfen. Viele dieser Techniken wurden von Therapeuten übernommen und angepasst, z.B. von Pierre Janet (1898), Paul Dubois (1907) und Alfred Adler (1929). In den 1950er Jahren wurden diese Methoden allmählich immer seltener eingesetzt, und George Kelly (1955) und ich (AE) ließen sie unabhängig voneinander wieder aufleben. In den 1960er und 1970er Jahren wiederholten Aaron Beck (1976), Donald Meichenbaum (1977), William Glasser (1965), David Barlow (1988) und andere diesen Schritt, indem sie viele Arten der Kognitiven Verhaltenstherapie anwandten. Nachfolgend werden einige der wichtigsten kognitiven, emotiven und verhaltensbezogenen Techniken der REVT beschrieben.

Kognitive Techniken

ABC- oder ABCDE-Methode für emotionale und verhaltensbezogene Störungen

Diese Methode wurde weiter oben beschrieben.

Mögliche sekundäre Symptome

Zu den möglichen sekundären Symptomen zählen Angst vor der eigenen Angst, Depressionen über Depressionen usw. Registrieren Sie mögliche Selbstgeißelungen. Akzeptieren Sie sie als ein Zeichen, dass es Ihnen nicht gelungen ist, die primäre Störung zu ändern. Machen Sie sich aber gleichzeitig bewusst, dass *Sie* deswegen kein Versager sind. Dann greifen Sie auf die ABC-Methode zurück, um den sekundären Symptomen beizukommen.

Das Kosten-Nutzen-Verhältnis abwägen

Dieser Punkt betrifft die bedingungslose Akzeptanz sich selbst, anderen und dem Leben gegenüber, die man den eigenen Verhaltensweisen und Aktivitäten momentan entgegenbringt. Stellen Sie für jeden Fall eine Liste mit Plus- und Minuspunkten zusammen und wägen Sie ab, wo Veränderungen von Nutzen wären.

Ablenkungsmethoden

Dazu gehören Aktivitäten wie Meditation, Yoga, andere Entspannungstechniken und sportliche Betätigungen. Oft wirken sie schmerzlindernd und wirken nur über einen bestimmten Zeitraum. Sie stellen keine eleganten Lösungen dar, können Ihnen aber die Möglichkeit verschaffen, einen Schritt zurückzutreten, aufzutanken und Störungen objektiver und konstruktiver zu betrachten.

Modelllernen

Albert Bandura (1997) und andere Psychologen haben das Modelllernen eingesetzt, um Kindern und Erwachsenen Lernkompetenzen zu vermitteln. Die REVT und kognitive Verhaltenstherapeuten haben vielen ihrer Klienten beigebracht, diese Methode erfolgreich einzusetzen (J.S. Beck 1995; Ellis 2001a, b, 2003b, c, 2005b). Nachfolgend werden einige Anwendungsmöglichkeiten für diese Technik beschrieben:

Suchen Sie sich Leute, die Haltungen, emotionales Wohlbefinden und Verhaltensweisen an den Tag legen, die Sie für sich anstreben und sich aneignen wollen. Fragen Sie sie, wie sie das machen. Nehmen Sie ihre relevanten Gedanken, Gefühle und Handlungsweisen als Vorbild für Ihre Gedanken, Gefühle und Handlungsweisen.

Stellen Sie Nachforschungen zu Leuten an, die Sie nicht kennen – möglicherweise berühmte Menschen, egal ob sie schon gestorben sind oder noch leben –, und nehmen Sie sie als Vorbilder.

> Manche unserer Klienten sahen die berühmte Geschichte von Epiktet als Inspiration. Epiktet war ein römischer Sklave, der seinen Herrn warnte, er solle die Fußkette mit der Kugel nicht zu eng anlegen, weil er ihm, Epiktet, das Bein brechen könne. Der Herr hörte nicht auf ihn, machte die Fessel enger und brach ihm tatsächlich das Bein. Darauf sagte Epiktet ruhig und *ohne ge-*

kränkt oder wütend zu sein: „Seht ihr, ich hatte recht. Ihr habt mir das Bein gebrochen." Sein Herr war so beeindruckt von *Epiktets Selbstakzeptanz und Mangel an Wut*, dass er ihn freiließ. Epiktet wurde der führende Vertreter der stoischen Philosophie in Rom.

Ich bezog Elemente seiner Philosophie in die Theorie der REVT ein. Vor allem mag ich seinen weisen Satz „Nicht die Dinge selbst beunruhigen die Menschen, sondern ihre Urteile und Meinungen über sie", den er im 1. Jahrhundert v. Chr. in seinem sogenannten *Handbüchlein* notierte (Ellis 1962, 54). Einige unserer Klienten nahmen Epiktet als Vorbild für akzeptierendes und nicht wütendes Verhalten und halfen sich selbst dadurch, dass sie sich bemühten, sich selbst öfter so zu verhalten.

Der Schauspieler Christopher Reeve war nach einem Reitunfall gelähmt. Wir lasen Zeitungsartikel, in denen beschrieben wurde, wie er die verbleibenden Jahre seines Lebens dazu nutzte, sich für Stammzellenforschung und andere Projekte einzusetzen. Er hinterließ Spuren und war trotz seiner schweren Behinderungen produktiv (Christopher and Dana Reeve Foundation 2010).

Viele betrachten ihn als Vorbild, das Widrigkeiten annimmt und trotz beträchtlicher Einschränkungen konstruktiv handelt. Es lassen sich viele andere Modelle für vorteilhafte Verhaltensweisen und Einstellungen finden.

Therapie via Medien

Bücher und Audio- oder Videoaufnahmen mit Informationen zur REVT, zu einigen kognitiv-behavioralen Therapien und verschiedenen lebensbejahenden Philosophien aus Gegenwart und Vergangenheit können hilfreich sein, weil die wiederholte Betrachtung und Auseinandersetzung mit rationalen Praktiken angemessen und verstärkend wirken können.

Mit anderen über die REVT reden

Anderen dadurch zu helfen, dass man die Prinzipien der REVT bei ihnen anwendet, kann diese Prinzipien in ihrer Wirkung verstärken. Mit Leuten über ihre starren Irrationalitäten zu reden hilft ihnen, sich selbst aus diesen Irrationalitäten „herauszureden". Das trifft vor allem auf Gruppensituationen zu.

Problemlösungen

Die REVT ermuntert zu praktischen Problemlösungen. Dazu gehört es, sich die Widrigkeit anzusehen, mit der man sich konfrontiert sieht, und Aktionspläne auszuarbeiten, die es lohnt auszuprobieren.

Philosophische Diskussion

Philosophische Diskussionen mit Klienten und Studenten können bei der REVT einen beträchtlichen Raum einnehmen.

Emotiv-evokative Techniken

Rational-emotive Vorstellungsübungen

Diese Übungen lassen sich täglich mit geringem Zeitaufwand durchführen. Dabei handelt es sich um eine effektive Übungsform, mit deren Hilfe sich ungesunde negative Emotionen rasch in gesunde umwandeln lassen. Diese Umwandlung gelingt mithilfe des Kognizierens, einem Element, das auch bei der Arbeit mit inneren Bildern vorkommt. Wir haben diese Übungen nicht nur bei Klienten angewandt und ihnen beigebracht, sie selbst durchzuführen, sondern setzen sie bei Workshops auch bei Freiwilligen aus dem Publikum ein. Ich (AE) arbeite seit 40 Jahren bei meinen berühmten Friday-Night-Workshops damit. Sowohl Freiwillige als auch Beobachter aus dem Publikum berichten ebenso wie Klienten immer wieder, dass sie ihnen geholfen haben, intensive dysfunktionale Gefühle aufzuspüren und zu verändern. Diese Methode wurde von Maxie Maultsby Jr. im Jahr 1971 eingeführt, nachdem er 1968 bei mir studiert hatte. Eine Reihe von Therapeuten befürworten sie (A. A. Lazarus 1997).

Rational-emotive Vorstellungsübungen helfen Menschen eines der grundlegenden Konzepte der REVT hautnah zu erleben: Im Angesicht einer widrigen Situation sind negative Emotionen fast immer gesund und angemessen, wenn sie aus Gefühlen wie Trauer, Enttäuschung, Frustration, Ärger und Missbehagen bestehen. Es wäre tatsächlich anomal, wenn sich jemand angesichts solcher Ereignisse glücklich fühlen oder gar nichts empfinden würde. Bei dem Versuch, mit unerfreulichen Realitäten zurechtzukommen und sich zu motivieren, diese Realitäten zu verbessern, sind bestimmte negative Gefühle eine wichtige Hilfe. Das Problem ist, dass praktisch die gesamte menschliche Rasse in der Lage ist, die gesunden negativen Gefühle der Enttäuschung und des Bedauerns mit Leichtigkeit in gestörte Gefühle wie Angst, Depression, Wut und Selbstmitleid zu verwandeln. Dabei handelt es sich um legitime Emotionen, in dem Sinne, dass alle Emotionen legitim sind. Allerdings sabotieren sie meist eher, als dass sie helfen. Daher ist es wünschenswert, dass man beim Einsatz von rational-emotiven Vorstellungsübungen an etwas denkt, was man als ausgesprochen unerfreulich ansieht, und dass man sehr intensiv die Art der ungesunden negativen Gefühle verspürt, die man häufig als Reaktion darauf empfindet. Man nimmt Kontakt zu diesen Gefühlen auf, empfindet sie intensiv und arbeitet dann daran, sie in gesunde negative Gefühle umzuwandeln, indem man die Art und Weise verändert, wie man über diese unerfreulichen Situationen denkt. Wenn jemand seine Gefühle von ungesunden in gesunde negative Gefühle umgewandelt hat, soll er 30 Tage lang möglichst einmal am Tag diese *gesunden* negativen Gefühle üben, bis er sich antrainiert hat, sie automatisch oder unbewusst zu empfinden, wann immer er sich diese Widrigkeit vorstellt oder wenn sie tatsächlich eintritt. Normalerweise bekommt man es hin, die gesunden negativen Gefühle innerhalb von zwei bis drei Minuten hervorzurufen, und nach ein paar Wochen gelingt es meist, sie automatisch auszulösen. In den Jahren unserer praktischen Arbeit haben viele Menschen auf diese Weise gute Ergebnisse bei der Umwandlung dysfunktionaler Angst, Schuld, Depression und Wut erzielt.

Übungen zur Schambekämpfung

Diese beliebte emotiv-evokative und zugleich verhaltensbezogene Übung ist in der REVT berühmt. Sie geht von der Beobachtung aus, dass Schamgefühle ein Problem von Menschen sind, die sich fälschlich und fordernd einreden, dass sie *nie* unvernünftig handeln oder anderen gegenüber unvernünftig, dumm oder im Irrtum erscheinen *dürfen*. Wenn sie fordern, dass sie sich nicht geirrt und nichts falsch gemacht haben dürfen, schämen sie sich, sind verlegen, fühlen sich gedemütigt oder deprimiert (oder empfinden eine Kombination aus diesen Gefühlen). Scham entsteht, wenn man die eigene Handlung *und* sich selbst verurteilt und dabei von der falschen Annahme ausgeht, dass eine Handlung einen selbst repräsentiert. Daraus folgt, dass die ganze Person mies und wertlos sein muss, wenn die Handlung mies und wertlos war. Das ist falsch. Die Übungen zur Schambekämpfung versuchen nicht, Menschen davon abzubringen, Erfolg oder Misserfolg dessen einzuschätzen, was sie tun. Sie ermutigen sie jedoch, das selbst-verdammende Element herauszulassen. Die Übungen bestehen aus etwas, was man als beschämend ansieht und normalerweise nicht tun würde – etwas, wofür man sich regelrecht herunterputzen würde.

Ein Beispiel: bei einem förmlichen Anlass „unangemessene" Kleidung zu tragen.

Während man diese „beschämende" Handlung durchführt, arbeitet man an seinen Gedanken und Gefühlen, sodass man sich nicht schämt – man macht bewusst etwas Dummes und konzentriert sich dabei darauf, sich währenddessen nicht niederzumachen.

Einer der zahlreichen Vorschläge, die ich (AE) im Laufe der Jahre in Umlauf gebracht habe, ist, bei einer Fahrt mit der U-Bahn oder dem Bus laut und deutlich die Stationen auszurufen, während die Bahn oder der Bus von einer Station zur anderen fährt.

Die Leute werden Sie wahrscheinlich anstarren – eine wunderbare Gelegenheit, bedingungslose Selbstakzeptanz zu üben, während man sich selbst davon abhält, sich mit Vorwürfen zu überschütten.

Energische Bewältigungsaussagen

Seit der Frühzeit der REVT habe ich sowohl Klienten als auch der interessierten Öffentlichkeit angeraten, ihre irrationalen Überzeugungen zu identifizieren und sie energisch zu disputieren. In den 1970er Jahren ermunterten kognitiv-behaviorale Therapeuten wie Aaron Beck (1976), Donald Meichenbaum (1977), Maxie Maultsby Jr. (1971) und David Burns (1980) ihre Klienten ebenfalls, das zu tun. Wir haben bereits geschildert, wie eine erfolgreiche Disputation zu gesunden Bewältigungsaussagen führt. Was sie emotional wirksam macht, ist die Kraft und Energie, mit der wir sie uns immer und immer wieder vorsagen, sodass wir im Laufe der Zeit ernsthaft von ihrer Richtigkeit und ihrem Nutzen überzeugt sind. Man wiederholt sie also mit Kraft und sucht sich zudem relevante Bewältigungsaussagen aus. Hier sind ein paar allgemein gehaltene, die viele Leute hilfreich finden:

- Ich *kann* aushalten, was ich nicht mag. Ich mag es nur einfach nicht.
- Selbst wenn ich irgendwo versage, bin *ich* nie, nie, nie im Leben ein Versager.
- Nichts ist *schrecklich*, nur lästig.

Rollenspiele

In einer Therapie, in Workshops und in Gruppensitzungen können Rollenspiele helfen, verstörende, also Störungen erzeugende Emotionen an die Oberfläche zu bringen, um so die konstituierenden Überzeugungen disputieren und eine Ent-Störung herbeiführen zu können. Situationen, die man als schwierig erachtet, werden unter Freunden, Verwandten oder Mitgliedern einer Therapiegruppe ausagiert. Wenn es sich bei der Situation z. B. um ein riskantes Vorstellungsgespräch handelt, macht der Rollenspieler seinem furchtsamen Gegenüber im Gespräch wirklich das Leben schwer. Derjenige, der seine Furcht loswerden will, gibt sich alle Mühe, erfolgreich zu sein und seine Sache gut zu machen. Falls das Rollenspiel vor Publikum stattfindet, sind die Zuschauer eingeladen, das Gespräch kritisch zu beleuchten. Dann wird die Situation noch einmal durchgespielt. Wenn sich der Bewerber um die Stelle bei dieser Wiederholung immer noch ängstlich fühlt, ist es eine gute Idee, wenn er selbst, sein Gesprächspartner und möglicherweise anwesende Zuschauer die Augen nach den „Sollte"- und „Muss"-Forderungen offenhalten, die die Angst und die Unsicherheit hervorrufen. Diese Forderungen werden dann mit aller Entschiedenheit disputiert. Das Ziel ist es, den furchtsamen Bewerber eine gesunde Unruhe, aber keine ungesunde Angst spüren zu lassen. Darüber hinaus ist es hilfreich, einen Rollentausch vorzunehmen, bei dem ein anderer die Angst erzeugenden Überzeugungen formuliert. Derjenige, der sie loswerden will, disputiert diese Überzeugungen dahingegen beharrlich und versucht, sie seinem Gegenüber auszureden.

Aufnahmen mit energischem Disput

Bei dieser Übung spricht jemand seine irrationalen Überzeugungen auf Band. Er sagt also z. B.: „Ich muss immer erfolgreich sein und die Bestätigung anderer erfahren." Dann disputiert er diese Überzeugung realistisch, logisch und pragmatisch und nimmt die Disputation ebenfalls auf. Die Disputation sollte so energisch und emotional wirksam sein, wie es geht. Die Aufnahme kann man dann mit kritischen Freunden gemeinsam anhören, die konstruktive Rückmeldungen geben und kommentieren, wie energisch sie formuliert ist. Die Aufnahme wird so lange wiederholt, bis sie sich wirklich überzeugend anhört.

Humor

Menschen werden ermutigt, die Dinge mit gesundem Augenmaß zu betrachten und sich selbst, andere Leute, die eigenen Handlungen und die Handlungen anderer Leute nicht zu ernst zu nehmen. Ich (AE) habe Hunderte rationaler humoristischer Lieder geschrieben, die in dieser Hinsicht hilfreich sind.

Verhaltensbezogene Techniken

Bei der Lektüre der beiden Abschnitte über kognitive und emotive Techniken ist Ihnen vielleicht aufgefallen, dass es Überschneidungen zwischen kognitiv, emotiv und verhaltensbezogen gibt. Bei der Beschreibung der folgenden Techniken wird Ihnen diese Überschneidung erneut begegnen. Wir möchten hier ein Thema in Erinnerung rufen, das seit der frühen Phase der REVT im Jahre 1955 bis heute Bestand hat und auch weiterhin Bestand haben wird: Menschliches Denken, Fühlen und Verhalten sind miteinander verzahnt, und jedes Element enthält wichtige Aspekte der jeweils anderen.

In-vivo-Desensibilisierung

Die REVT empfiehlt systematisierte Aufgaben, bei denen man sich unbehaglichen Situationen aussetzt oder bei denen man eine abgestufte Reihe von Aufgaben durchläuft und sich zwingt, das, wovor man sich fürchtet, so lange zu wiederholen, bis die Furcht verschwindet (Ellis/Harper 1961, 1975, 1997). Wenn man z. B. unter einer sozialen Phobie leidet, nimmt man zunächst an einer zwanglosen Zusammenkunft teil, dann spricht man mit ein oder zwei Leuten. Bei der dritten Gelegenheit versucht man vielleicht, bei einer solchen Zusammenkunft jemanden kennenzulernen, bei der vierten verabredet man sich mit jemandem für ein weiteres Treffen usw. Man riskiert das, wovor man sich fürchtet, und beweist sich selbst, dass man auch dann kein Versager ist, wenn man es nicht schafft, ein Ziel zu erreichen, und dass man es immer wieder versuchen und immer wieder überleben kann. Im Laufe der Zeit werden Ängste, Befürchtungen und Phobien angesichts der ständigen Wiederholungen rationaler Bewältigungsaussagen weniger.

Einsatz von Verstärkungen

Fred Skinners (1971) und Joseph Wolpes (1990) Techniken der Verstärkung lassen sich für fast jede behaviorale Methode einsetzen. Stellen Sie sich vor, dass Sie sich vornehmen, als Hausaufgabe ein paar Übungen zur Schambekämpfung zu machen. Tatsächlich verschlimmern Sie aber Ihr Gefühl der Scham dadurch, dass Sie sich weigern, die Hausaufgabe wirklich durchzuführen. Dann können Sie sich mithilfe leichter und erfreulicher Aufgaben selbst verstärken, z. B. durch Musikhören oder Verabredungen mit Freunden, *jedoch nachdem* Sie Ihre Hausaufgabe erledigt haben. Denken Sie daran: Das Ziel sollte nach Möglichkeit sein, erstens die Übungen zur Schambekämpfung zu machen und sie dadurch einfacher werden zu lassen (bis sie fast zur Routine geworden sind), zweitens aber auch zu erkennen, wie sie die Selbstakzeptanz dann besonders fördern, wenn man unter Beschuss steht. Wenn man es hinbekommt, sich unter den kritischen Augen schwieriger Zeitgenossen zu den Übungen zur Schambekämpfung zu zwingen, umso besser! Dann kann man dagegen ankämpfen, sich durch ihre Zurechtweisungen verstören zu lassen, und gleichzeitig etwas gegen die eigene Scham unternehmen.

Mit verstärkenden Sanktionen arbeiten

Fred Skinner war dagegen, sich selbst Sanktionen aufzuerlegen, wenn man eine Aufgabe in Schambekämpfung oder eine andere unangenehme Aufgabe nicht erfüllt. Das mag sein, wie es will. Wir persönlich fanden Sanktionen immer praktisch, und bisweilen sind sie neben energischem Zureden das Einzige, das einem hilft, das zu tun, was man nicht tun möchte.

Fertigkeiten trainieren

Die REVT ist darauf spezialisiert, Leute im Rahmen von Hausaufgaben die Fertigkeiten trainieren zu lassen, die sie sich aneignen möchten, z. B. Rhetorikkurse oder Kurse in Assertiveness-Training oder Bibliotherapie zu belegen.

Rückfallprävention

Wir ermutigen die Menschen, aktiv gegen die Möglichkeit von Rückfällen vorzugehen, sich selbst zu akzeptieren, wenn sie dennoch einen Rückfall haben, und mit selbsthelfenden Gedanken, Gefühlen und Verhaltensweisen gegen erneut aufkommendes dysfunktionales Verhalten vorzugehen.

Rationale humorvolle Lieder singen

Wie wir bereits erwähnten, können solche Lieder gegen allzu große Ernsthaftigkeit ankämpfen und helfen, die Dinge mit Augenmaß zu betrachten – vor allem, wenn man sie laut und mit Inbrunst singt! Hier ist ein typisches Lied:

I'm Just Wild About Worry
(Text: Albert Ellis; Musik: „I'm Just Wild About Harry" von Eubie Blake)

Oh, I'm just wild about worry
And worry's wild about me!
We're quite a twosome to make life gruesome
And filled with anxiety!
Oh, worry's anguish I curry
And look for its guarantee!
Oh, I'm just wild about worry
And worry's wild about
Never mind about,
Most beguiled about me!

Ich habe große Sorgen
(deutsche Textfassung: Rita Kloosterziel; Melodie: „Mein kleiner grüner Kaktus" von den Comedian Harmonists)

Ich habe große Sorgen,
und die geb ich nicht her,
die sind mein, die sind mein, die sind mein.
Ein Leben ohne Sorgen,
das wäre öd und leer,
darf nicht sein, darf nicht sein, darf nicht sein.
Die gebe ich nicht her,
mach mir das Leben schwer,

denn meine großen Sorgen
lieb ich sehr, sehr, sehr.
Ich habe große Sorgen,
und die geb ich nicht her.
Die sind mein, die sind mein, die sind mein.

Allgemeine Semantik

Die REVT bezieht Aspekte der Allgemeinen Semantik mit ein. Einige der wesentlichen Prinzipien der Allgemeinen Semantik sind in die REVT eingebunden, und wie Alfred Korzybski (der Begründer der Allgemeinen Semantik) lehren wir unser Publikum, sich vor Übergeneralisierungen zu hüten und vernünftiger zu denken. Korzybski (1933/1990) schrieb über das „Ist" der Identität und der Prädikation, was mich (AE) von den ersten Jahren der REVT an dazu brachte, Klienten zu der folgenden Erkenntnis zu verhelfen: Sie tun gute, neutrale und schlechte *Dinge*, sind deshalb aber keine guten, neutralen oder schlechten Menschen. Von Anfang an hat die REVT Menschen gelehrt, nicht ihr Selbst oder ihre Person zu bewerten, sondern nur ihre Taten, Handlungen und Leistungen im Zusammenhang mit ihren Zielen und Absichten. Wir sind überzeugt, dass Korzybski den kontinuierlichen Kreuzzug der REVT gegen die absolutistischen, dogmatischen, überzogen verallgemeinernden „Sollte"- und „Muss"-Forderungen der Menschen gutgeheißen hätte. Er plädierte auch dafür, das Wort *etc.* mehr und mehr zu verwenden, weil es seiner Ansicht nach zu mehr Flexibilität führt und semantischen Reaktionen einen höheren Grad an Konditionierbarkeit verleiht. Mit seinen Reaktionen zweiter Ordnung (z. B. „Nachdenken über das Nachdenken", „Zweifel am Zweifel", „Furcht vor der Furcht") formulierte Korzybski zudem das später in der REVT verankerte Konzept der sekundären Symptome (z. B. Angst vor der Angst). Er befürwortete die naturwissenschaftliche Methode des Denkens (zu der genaue Beobachtungen sowie die Suche nach und der Bezug auf objektive Beweise gehören und die logische Bewertungen und Vorhersagen ermöglicht) und sagte, dass solche Methoden die Wissenschaft mit Problemen der geistigen Gesundheit verknüpften. Er warnte vor metaphysischen Begriffen, weil man ihnen nicht trauen dürfe und hielt Spekulationen, die auf solchen metaphysischen Begriffen beruhten, für irreführend und gefährlich. Korzybskis Kampf gegen gefährliche Arten von Mystizismus findet seine Fortsetzung in meiner immer wieder formulierten Kritik an übermäßig mystischen und transpersonalen Ideen und Praktiken in der Psychotherapie.

Je mehr ich (AE) als junger Mann über Korzybskis Meisterwerk *Science and Sanity* (1933/1990) nachdachte, desto mehr faszinierte mich sein revolutionärer Titel. Ich hatte die REVT mehrere Jahre lang praktiziert und versucht, ihre Wirksamkeit mithilfe wissenschaftlicher Methoden zu überprüfen, und hatte Hunderten gestörter Menschen geholfen durch wissenschaftlich orientierte, realistische und logische Disputationen ihrer Neurosen produzierenden irrationalen Überzeugungen – an Punkt D in der REVT. Nun erkannte ich, dass die REVT und andere kognitiv-behaviorale Therapien, die die dysfunktionalen Überzeugungen von Klienten disputieren, normalerweise zeigen, dass Neurosen und anti-wissenschaftliche Haltungen einander sehr ähnlich sind und dass mentale Gesundheit und Wissenschaft deutliche Überschneidungen aufweisen.

Humanistische Perspektiven

Die REVT vertritt humanistische Standpunkte. Wie viele andere kognitive Therapien gehört die REVT zu den am deutlichsten humanistisch ausgerichteten psychologischen Ansätzen. Sie beschäftigt sich mit den einzigartigen Kognitionen und Überzeugungen des Menschen, statt im Wesentlichen auf die Auslöser (z. B. in der frühen Kindheit begründete Ursachen), Symptome und Reaktionen zu sehen. Sie fördert existenzielle Freiheit und die Bereitschaft zu wählen, während sie zugleich den Einfluss unserer biologischen Gegebenheiten anerkennt. Sie ist zutiefst philosophisch und unterstützt rationale Neu-Erziehung und elegante, die Persönlichkeit umstrukturierende Lösungen für emotionale Störungen, statt sich einfach auf die Beseitigung von Symptomen zu konzentrieren. Sie fördert beim Einzelnen eine hohe Frustrationstoleranz seinen menschlichen Schwächen und Fehlern, den Schwächen und Fehlern anderer und den Herausforderungen des Lebens gegenüber. Sie fördert ein ausgewogenes Verhältnis von kurzfristigem und langfristigem Hedonismus. In erster Linie bemüht sie sich, Menschen Wege aufzuzeigen, sich selbst, andere und die Welt realistisch und bedingungslos zu akzeptieren. Sie fördert Anteilnahme und Freundlichkeit – sich selbst und anderen gegenüber. Sie akzeptiert die Welt voller Wahrscheinlichkeiten, Ungewissheiten und Unordnung, stellt keine absoluten Regeln auf und fördert Flexibilität.

Die REVT fördert sowohl Individualität als auch Soziabilität. Sie erinnert Menschen an ihre Selbstverantwortung und an die Bedeutung der Achtsamkeit sich selbst gegenüber, rät jedoch zugleich dazu, der Umgebung mit wachem Interesse zu begegnen. Und sie rät dazu, sich zu beteiligen und beizutragen – im unmittelbaren Umfeld und möglichst auch darüber hinaus.

Fazit

REVT ist eine elegante, selbst-befähigende und wirkungsvolle Methode für jene, die sie konsequent anwenden und einsetzen. Diese Überzeugung ist in eigenen Erfahrungen begründet und wird sowohl durch klinische Erfahrungen und Ergebnisse als auch durch Untersuchungsergebnisse gestützt. Wir *fordern* nicht, dass die REVT angewandt wird, um Leiden zu mindern oder aus der Welt zu schaffen und das Leben möglichst vieler Menschen glücklicher zu machen, doch wir wünschen es sehr energisch und mit großem Nachdruck!

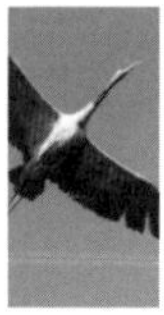

4 Der therapeutische Prozess: Wesentliche Veränderungsmechanismen

Die Rational-Emotive Verhaltenstherapie (REVT) ist bemüht, anhaltende Veränderungen bei Klienten zu bewirken. In den vorangegangenen Kapiteln wurden die grundlegenden Konzepte der REVT vorgestellt. Es wurde dargelegt, dass die REVT nicht einfach darauf abzielt, Symptome zu beseitigen. Vielmehr strebt sie eine tiefgreifende Veränderung der Philosophien an, die Ursache der Störungen sind, an denen die Menschen leiden. Sie zieht die Tendenz in Betracht, in früheres dysfunktionales Verhalten zurückzufallen, nachdem schon Fortschritte zu verzeichnen waren. Die Klienten lernen Methoden der Rückfallprävention (z.B. regelmäßiges Selbst-Monitoring, Disputation irrationaler Überzeugungen, die zu einem Rückfall führen könnten). Außerdem lernen sie, sich selbst bedingungslos anzunehmen, wenn sie einen Rückfall haben. Sie werden ermutigt, auf ihre selbsthelfenden Gedanken, Gefühle und Verhaltensweisen zurückzugreifen. Die Methoden der REVT lassen sich als elegant und wirksam bezeichnen, weil sie relativ wenig therapeutische Zeit brauchen und außerhalb des therapeutischen Rahmens fortgesetzt werden können – zu Hause, am Arbeitsplatz und in der Freizeit. Allerdings seien Klienten und alle, die die REVT anwenden, darauf hingewiesen, dass therapeutische Arbeit und Übungen für manche von ihnen auf Jahre hinaus angeraten sein mögen. Sie zeigt, dass sie die Verantwortung für ihre Gedanken, Gefühle und Handlungen haben – dass sie Wahlmöglichkeiten haben. Sie zeigt Klienten, wie sie ihre emotionalen Störungen größtenteils selbst verursacht haben, und lehrt sie dann, diese Störungen aufzulösen und ein erneutes Auftreten zu verhindern. Die REVT will psychoedukative Methoden fördern, die Klienten helfen, sich selbst zu helfen, und zudem einer großen Zahl an Nicht-Klienten an die Hand gegeben werden kann. Zu diesem Zweck wird die REVT auch mithilfe von Büchern, Audio- und Videoaufnahmen, Vorträgen, Workshops und Kursen vermittelt.

Absolutistische Denkweisen ändern

Ein Mangel an bedingungsloser Selbstakzeptanz, bedingungsloser Akzeptanz anderer und bedingungsloser Akzeptanz des Lebens bildet die Grundlage für die wesentlichen Philosophien hinter schweren Depressionen, Angst, Feindseligkeit und Wut und anderen dysfunktionalen Zuständen, Gefühlen, Gedanken und Verhaltensweisen. Die Entstehung dieser Philosophien wird dadurch gefördert, dass man vor sich selbst darauf besteht, sich selbst befiehlt und von sich selbst fordert, dass man unbedingt besser denken, fühlen und handeln muss, als man es im Augenblick tut. Und sobald man schlechter denkt, fühlt und handelt, als es dieser Maßstab vorsieht – oder zumindest, wenn es öfter vorkommt –, ist man ein unzulänglicher, wertloser Mensch, der es praktisch nie schaffen wird, es besser zu machen, und der unliebenswürdig und überhaupt ein hoffnungsloser Fall ist. Vor allem glaubt man fest an absolutistische Grundaussagen wie:

- „Ich muss meine Sache unbedingt gut machen."
- „Ich muss meine Sache unbedingt besser machen."
- „Ich muss unbedingt alles perfekt machen."

Aus diesen Grundaussagen ergeben sich irrige Schlussfolgerungen wie:

- „Wenn nicht, dann *verdiene ich nichts, was mir Spaß macht.*"
- „Wenn nicht, bin ich *nicht* gut."
- „Wenn nicht, werde ich *immer* versagen und abgelehnt werden."
- „Wenn nicht, werde ich *vollkommen allein* sein."
- „Wenn nicht, wird mir *kaum etwas* jemals wieder Spaß machen."
- „Wenn nicht, verdiene ich es kaum zu leben."

Sie sehen, dass sich aus absolutistischen Prämissen wie „Ich *muss* immer und unter allen Bedingungen gute Leistungen bringen" häufig irrige Schlussfolgerungen ergeben, die eine logische Folge der unrealistischen Grundidee darstellen. Wenn man von der Prämisse ausgeht, dass Eiscreme Gift ist, folgt daraus, dass man besser die Finger davon lässt, wenn einem das Leben lieb ist. Warum nicht?

Absolutistische Prämissen sind eine Form der Übergeneralisation, wie Alfred Korzybski in seinem Buch *Science and Sanity* (1933/1990) hervorhob: Wenn man unbedingt gute Leistungen bringen muss, muss man das immer und unter allen Umständen tun, ohne Ausnahme. Auch die Schlussfolgerungen, die man aus seinen absolutistischen Prämissen zieht, sind Übergeneralisierungen: Man taugt *nichts*, ist *vollkommen unwürdig* und *unliebenswert* und wird immer das Gefühl haben, dass man *nichts* genießen kann und es kaum verdient, *überhaupt* zu leben. Ziemlich extrem! Und außerdem ziemlich unrealistisch.

Allerdings werden Menschen, so Korzybski, durch ihr Umfeld von Anfang an zu Generalisierungen und Übergeneralisierungen erzogen. Wir neigen „von Natur aus" dazu – und machen uns nach Auffassung der REVT dadurch deprimiert, ängstlich, wütend, feindselig usw. Glücklicherweise haben wir gleichzeitig auch eine konstruktivistische Seite und sind daher nicht gezwungen, solche absolutistischen Prämissen zu formulieren oder „logische" Schlüsse daraus zu ziehen. Selbst wenn wir es tun, können wir über die Nachteile nachdenken, die daraus entstehen, und sind in der Lage, unsere Prämissen und Schlussfolgerungen neu zu denken und zu konstruieren.

Die REVT vermittelt Methoden, vernünftige, nichtabsolutistische Prämissen zu formulieren, aus denen man verallgemeinernde Schlussfolgerungen ableiten kann, ohne sie zu übergeneralisieren. Die REVT macht uns deutlich, dass wir uns unserer Grundannahmen und Schlussfolgerungen bewusst sein und sie aufmerksam überprüfen sollten. Sie fördert das Festhalten an gesunden und realistischen Wünschen, Bedürfnissen, Zielen und Werten und ermuntert dazu, absolutistische „Sollte"- und „Muss"-Forderungen aufzugeben.

Diese Erkenntnis half mir (AE) im Jahre 1937 bei einem Thema, das mich damals sehr beschäftigte. Ich war zu der Zeit 24 Jahre alt und total verliebt in Karyl, der Frau, die später meine erste Ehefrau werden sollte. Sie war wetterwendisch und unentschlossen, und ich kam bei ihr einfach nicht weiter. Einmal schwärmte sie, wie sehr sie mich bewunderte, ein andermal sagte sie, ich sei ihr zu ästhetisch, und wandte sich anderen Männern zu. Eines Nachts, nach einem weiteren konfliktbeladenen Abend mit Karyl, machte mir das Auf und Ab in unserer Beziehung arg zu schaffen. Ich beschloss, auf meinem Nachhauseweg einen Spaziergang um den Teich im Botanischen Garten in der Bronx zu machen. Ich wollte über alles nachdenken. Ich erkannte, dass meine Liebe zu Karyl immens war, dass sie aber zu viel Schmerz mit sich brachte. Ich überlegte, dass es vielleicht besser wäre, die ganze Sache zu beenden und mich nach einer Frau umzusehen, die mich beständig liebte, nicht nur zwischendurch.

Plötzlich sah ich einen Ausweg aus meinem Dilemma und meinem Leid, der bezeichnend war. Ich erkannte, dass es nicht mein starkes Verlangen nach ihr war, das mir, wenn es unerfüllt blieb, Schmerz bereitete – es war mein verzehrender Wunsch nach ihrer Liebe. Ich hatte törichterweise angenommen, dass sie *unbedingt* das für mich empfinden *müsste*, was ich für sie empfand, und dass sich das Problem nur so würde lösen lassen. Unsinn!

Dann wurde mir klar, dass ich, wenn ich wollte, mein mächtiges Verlangen, mein Drängen, meine Liebe für sie beibehalten *und* gleichzeitig meinen dringenden Wunsch, meine Forderung, mein Beharren darauf, dass sie genauso empfand wie ich, aufgeben konnte. Ich konnte lieben, ohne emotional bedürftig zu sein! Ich sah ganz deutlich, dass das idiotische Beharren darauf, dass man unter allen Umständen *absolut* immer das bekommen *muss*, was man haben will, dass man geliebt werden muss, dass man nie leiden darf, nur zu Angst, Depressionen, Wut oder anderen extremen Zuständen führen würde. Also gab ich diese emotionale Bedürftigkeit weitgehend auf, im Laufe eines 20-minütigen Spaziergangs um den Teich. Als ich Karyl davon erzählte, war sie beeindruckt. Auch sie wollte diese Art des Liebens für sich erreichen und schlug vor, dass wir eine experimentelle, emotional nichtbedürftige Ehe eingehen sollten! Was danach geschah, habe ich in meiner Autobiografie geschildert (Ellis 2010), doch die wichtige Botschaft ist folgende: Seit meiner verblüffenden Erkenntnis und für den Rest meines Lebens habe ich intensive Wünsche gehabt, und ich habe danach gestrebt, viele davon zu erfüllen. Aber ich habe selten, wenn überhaupt, unbedingt das haben müssen, was ich wollte, oder das unbedingt vermeiden müssen, was ich verabscheute. Später wurde dieser Feldzug gegen die emotionale Bedürftigkeit, gegen die Verschrecklichung und gegen die *Muss*turbation zu einem Grundbestandteil der REVT.

Karen Horney, eine liberale, nichtfreudianisch ausgerichtete Psychoanalytikerin, bestätigte meine Ansichten im Jahr 1950, als sie über die „Tyrannei des Sollens“ schrieb. Als ich 1943 begann, Psychotherapie zu praktizieren, überarbeitete ich meine Ideen, noch bevor ich ihre kennengelernt hatte. Seitdem habe ich sie auch mit „Tyrannei des Muss“ bezeichnet. Keine „*must*urbation“!

Starre Denkweisen disputieren und rationale Bewältigungsphilosophien anwenden

Nach Arnold Lazarus (1989, 1997) machen die zahlreichen kognitiven, emotiven und verhaltensbezogenen Methoden, die uns helfen, unsere „Muss“-Forderungen und unsere angenommenen Notwendigkeiten zu erkennen und zu disputieren, die REVT zu einem der bahnbrechenden Therapieansätze. Sie zeigt uns, wie wir uns aus Forderungen herausargumentieren, sie in bloße Präferenzen verwandeln und dann als Bollwerk gegen die *Muss*turbation rationale Bewältigungsaussagen formulieren können. Diese Aussagen sind von Richard Lazarus und seinen Kollegen umfassend untersucht und für signifikant effektiv befunden worden (R. S. Lazarus 1966; R. S. Lazarus/Folkman 1984). Die klinische Praxis und Forschung zur REVT haben sie ebenfalls validiert, und insgesamt ist ihre Wirksamkeit durch zahlreiche Studien belegt.

Nachdem man seine Prämissen und Schlussfolgerungen durchgesehen und aufgeräumt hat, ist es hilfreich, sie durch schriftliche Bewältigungsphilosophien zu ersetzen. Dabei sollte es sich um Präferenzen und Wünsche und nicht um absolutistische „Sollte"- und „Muss"-Forderungen handeln und auch nicht um Übergeneralisierungen oder absolutistische Aussagen. Für jemanden, der sich deprimiert fühlt und bisher starren Gedanken, Gefühlen und Verhaltensweisen gefolgt ist, die er aus einer Forderung ableitete wie „Ich muss bei der Arbeit und in der Liebe unbedingt gut abschneiden, denn wenn ich das nicht tue, tauge ich nichts", könnten sich die folgenden Bewältigungsphilosophien als hilfreich erweisen:

- „Ich würde bei der Arbeit und in der Liebe gerne gut abschneiden, aber ich muss es natürlich nicht. Wenn ich nicht gut abschneide, kann es sein, dass es mit meiner Arbeit und mit meinen Beziehungen schiefgeht, aber mein Wert als Mensch hängt nicht davon ab. Schließlich mache ich viele andere Sachen gut und richtig und kann nicht mein ganzes Wesen auf der Grundlage von ein paar Ablehnungen bewerten."
- „Diesmal ist es nicht gut gelaufen, aber in der Zukunft kann es durchaus besser sein."
- „Ich habe nicht *so* schlecht abgeschnitten und kann mir einen Tritt in den Allerwertesten versetzen und mir Mühe geben, besser zu werden." (PMA ist eine Variante von PYA. Siehe Glossar am Ende des Buches.)
- „Ich bin ein fehlbarer Mensch, und es wird oft vorkommen, dass ich nicht gut abschneide."
- „Wenn ich meine schlechte Leistung verschreckliche, fühlt es sich noch schlimmer an. Und ich kann wählen, nicht zu verschrecklichen."
- „Selbst wenn ich bei der Arbeit nie Erfolg habe, kann ich in anderen Bereichen meines Lebens durchaus glücklich sein."
- „Wenn ich mir mehr Mühe gebe, gute Beziehungen aufzubauen, werden bestimmt ein paar erfreuliche Beziehungen dabei herauskommen."
- „Selbst wenn ich bei der Arbeit nicht viel besser werde, kann ich mich selbst akzeptieren oder mich wegen meiner schlechten Leistungen verdammen. Ich *wähle* die Selbstakzeptanz."

Diese Umwandlung ungesunder und irrationaler Philosophien in gesunde verkörpert gemeinsam mit dem Einsatz weiterer kognitiver, emotiver und behavioraler Techniken die wirksame, REVT-typische Vorgehensweise.

Die Rolle der Therapeut-Klienten-Beziehung

Wenngleich die REVT natürlich davon ausgeht, dass eine gesunde Therapeut-Klienten-Beziehung für heilsame Veränderungen bei Klienten und ihren Störungen förderlich sein kann, so würde sie sie nicht als die wesentliche wirksame Kraft bei der Veränderung bezeichnen. Sie kann *eine* der wesentlichen Kräfte sein, doch wir sind der Überzeugung, dass eine gute therapeutische Theorie, wirksame therapeutische Techniken und die Fertigkeiten, diese Techniken umzusetzen, von größerer Bedeutung sind.

Wenn Therapeuten keine angemessene Beziehung zu ihren Klienten aufbauen, sind die Klienten möglicherweise weniger gewillt oder gar nicht bereit, sich offen mitzuteilen oder aufmerksam zuzuhören. Dadurch sinken die Chancen, dass der Klient die Theorie und ihre Technik begreift und effektiv anwenden kann. Daher ist der Aufbau einer guten Beziehung ein wichtiger Teil der therapeutischen Methode und trägt sicherlich dazu bei, dass sich der Klient während der Therapie besser fühlt. Er ist unserer Auffassung nach jedoch nicht entscheidend oder überhaupt notwendig dafür, dass es dem Klienten langfristig auch besser geht.

Selbstverständlich befürwortet die REVT den Aufbau einer guten Beziehung zu Klienten. Sie setzt empathisches Zuhören und die Spiegelung von Gefühlen ein und unterstützt das Bemühen, Klienten zu größerer Bewusstheit ihrer selbst und zu positiven Veränderungen zu verhelfen. Gleichzeitig ist sie sich der Gefahren einer zu warmherzigen oder zu nahen Beziehung zwischen Therapeut und Klienten bewusst. Für Klienten mit einem dringenden Bedürfnis nach Bestätigung kann sich eine solche Beziehung schädigend auswirken, weil dieses Bedürfnis durch einen Therapeuten, der ihnen offenbar große Aufmerksamkeit schenkt, möglicherweise noch verstärkt wird. Zudem empfiehlt die REVT den Therapeuten, wach zu bleiben für Bedürfnisse nach Bestätigung, die sie selbst möglicherweise durch ihre Klienten erfüllt sehen möchten. Sie könnten zur Folge haben, dass ein Therapeut bestimmte wichtige REVT-Techniken nicht anwendet, wie z. B. schwierige Hausaufgaben oder die Disputation irrationaler Überzeugungen bei den Klienten. Daher sollten sich Therapeuten ihre Motive genau ansehen, wenn sie eine besonders warmherzige oder enge Beziehung zu Klienten aufbauen.

Die REVT ermuntert Klienten häufig, aktiv und auf Augenhöhe mit dem Therapeuten zusammenzuarbeiten, wenn es darum geht, ihre Bewusstheit zu steigern und sich zu verändern. Allerdings gerät der Therapeut dabei in die Rolle des Lehrers, der deutlich aktiv-direktiv auftritt. Er hat ein größeres Wissen über die menschliche Persönlichkeit und ihre selbst-störenden und selbst-helfenden Tendenzen als viele Klienten. Daher ist es nur angemessen, wenn der Therapeut die Führungsrolle übernimmt und die dysfunktionalen Verhaltensweisen der Klienten erklärt, erkundet, deutet und disputiert, ihnen aber auch hilft, Stategien und Lösungen für die Probleme auszuarbeiten, mit denen sie sich konfrontiert sehen.

Die Rolle des Therapeuten

Das Ziel der Therapie besteht weitgehend darin, Klienten beizubringen, wie sie sich selbst weniger stören, dadurch ihr Leiden zu verringern und ihnen zu einem Leben mit mehr Freude und Erfüllung zu verhelfen. Die wesentliche Rolle des Therapeuten ist daher die eines geschickten Psychoedukators, der Klienten zeigen kann

- wie sie sich stören,
- wie sie sich selbst ent-stören können,
- wie sie häufiger gesunde Emotionen aufbauen und
- wie sie die Fortschritte sichern können, die sie in der Therapie erreichen.

Den Klienten so zu helfen, dass sie sich besser fühlen, ist sicherlich ein lohnendes Unterfangen. Wenn sie sich besser fühlen, funktionieren sie besser – kurzfristig jedenfalls. Klienten können sich auf vielfältige Art besser fühlen. Sie können sich auf angenehme Weise von ihren Problemen und Störungen ablenken, indem sie sich interessanten oder vergnüglichen Beschäftigungen wie Sport, Meditation, Yoga, Lesen und Computeraktivitäten widmen. Sie können auch ungesunde Formen der Ablenkung wählen: Alkohol, Drogen oder andere Fluchtwege dieser Art. Möglicherweise *fühlen* sie sich besser, wenn der Therapeut Freundlichkeit, Ermutigung, Optimismus, Fröhlichkeit, Unterstützung, Empathie und Akzeptanz vermittelt. Das bedeutet jedoch nicht, dass es ihnen besser *geht* – was wichtiger und für viele sehr viel schwieriger zu erreichen ist. Damit es ihnen besser geht, müssen sie sich besser fühlen, weniger Störungen (emotionale, verhaltensbezogene und kognitive) erleben, nicht in ihren Bemühungen nachlassen, ein Wiederauftreten der Störungen zu verhindern, und in der Lage sein, Methoden zur Verringerung von Störungen anzuwenden, falls neue Widrigkeiten auftreten.

Daher unterweist ein effektiver REVT-Therapeut seine Klienten geduldig und gründlich in den Grundprinzipien der REVT und in den wesentlichen kognitiven, verhaltensbezogenen und emotionalen Methoden, die er für angemessen und relevant hält. Der effektive REVT-Therapeut unterstützt seine Klienten in ihren Bemühungen, bedingungslose Selbstakzeptanz zu erlangen, auf emotionaler und verhaltensbezogener Ebene sowie auf der Ebene, die ihre Philosophien betrifft. Das ist ein wichtiger Bestandteil des Prozesses, mit dessen Hilfe es einem Klienten schließlich besser *geht*.

Der effektive REVT-Therapeut arbeitet konsequent daran, seinen Klienten gegenüber bedingungslose Akzeptanz anderer zu erreichen und beizubehalten, vor allem, wenn Klienten rückfällig werden, sich weigern oder ihre Fortschritte auf andere Art und Weise behindern. Der Therapeut bemüht sich so gut wie möglich, das umzusetzen, was er predigt, und gesunde Verhaltensweisen vorzuleben. Er tut sein Bestes, um seinen Klienten echte bedingungslose Akzeptanz anderer entgegenzubringen.

Der effektive REVT-Therapeut lenkt die Aufmerksamkeit seiner Klienten aktiv, energisch, mit Nachdruck und direktiv auf ihre Irrtümer, z.B. irrationale Denkweisen, Herabsetzung der eigenen oder anderer Personen und weitere wesentliche kognitive Fehler. Der effektive REVT-Therapeut wartet nicht ab, bis die Klienten selbst eine Erkenntnis formulieren, wenn sie es jedoch tun, nimmt der Therapeut es wahr und unterstützt diesen Fortschritt.

Der effektive REVT-Therapeut ermuntert Klienten, die unterschiedlichen psychoedukativen Medien und Informationsmöglichkeiten zu nutzen, z.B. Ratgeber, CDs, DVDs, Vorträge, Workshops, Kurse oder sogar Spielfilme zum Thema. Er gibt Hausaufgaben auf. Die Klienten werden häufig daran erinnert, dass nachhaltige Veränderungen sich nur durch Arbeit und Übungen erreichen lassen. Der Therapeut denkt daran nachzuprüfen, ob die Hausaufgaben erledigt worden sind. Ist das nicht der Fall, überlegt er mit dem Klienten zusammen, warum er die Aufgaben nicht gemacht hat. Dabei achtet er besonders darauf, ob möglicherweise selbstschädigende Gedanken mit im Spiel sind. Er rügt ihn nicht.

Effektive Theapeuten hören aufmerksam und genau zu. Es ist wichtig und hilfreich, wenn sie kreativ und offen für Experimente sind, sodass sie das, was sie vermitteln wollen, mithilfe von Geschichten und Parabeln verdeutlichen können. Außerdem ist es gut, einen Sinn für Humor zu haben und ihn auch einzusetzen. Effektive REVT-Therapeuten sind aufgeschlossen und undogmatisch. Sie meiden Übergeneralisierungen und richten sich in ihrem Sprachgebrauch nach den Gepflogenheiten der REVT. Sie haben einen ausgeprägten Drang, dem Klienten zu helfen und ihn zu motivieren. Bei Problemlösungen sind sie kreativ, und sie sind in hohem Maße moralisch gefestigt. Sie sind in der Lage, sich bei Problemen selbst zu helfen, und setzen so oft wie möglich das um, was sie predigen. Sie haben viel Erfahrung, ein großes Wissen und eine hohe Frustrationstoleranz. Sie kommunizieren klar, verständlich und gut. Und vorzugsweise üben sie ihren Beruf gern aus.

All diese Faktoren sind wichtig und hilfreich, aber wir möchten noch einmal darauf hinweisen: Die wichtigsten Instrumente des Therapeuten sind Theorie und Methoden der REVT, die Bewusstheit, Reflexion, philosophische Betrachtungen und Handeln fördern.

Ich (AE) bin bekannt dafür, dass ich meinen Klienten gegenüber bisweilen eine recht drastische Sprache spreche. Das mache ich absichtlich, wie Sie an anderer Stelle in diesem Kapitel an dem Transkript meiner Arbeit mit Sara feststellen können. Die Idee dahinter ist, dass ich Klienten aus ihren starren Denkweisen herauskatapultieren und das, was ich sagen möchte, eindringlich und denkwürdig vermitteln will. Ich will damit nicht sagen, dass alle REVT-Therapeuten meinem Beispiel folgen sollten – ganz bestimmt nicht. Ich empfehle den Therapeuten jedoch, dass sie sich so ausdrücken, wie es für ihre Klienten am hilfreichsten ist, selbst wenn sie dabei schon mal über ihren eigenen Schatten springen müssen.

Die Rolle des Klienten

Je besser ein Klient die Philosophie und die Theorie der REVT versteht und je mehr er die Prinzipien anwendet und die Hausaufgaben macht, die der Therapeut ihm gibt, desto größer und anhaltender werden die Veränderungen in seinem Leben sein. Das trifft vor allem auf konsequent durchgeführte Arbeit und Übungen zu.

Ein motivierter Klient, der sich darauf einlässt, dort aktiv zu werden, wo es erforderlich ist, *fühlt* sich wahrscheinlich besser, und es wird ihm wahrscheinlich auch besser *gehen*.

Klienten haben eine größere Chance, ihre realistischen Therapieziele zu erreichen, wenn sie bereit sind, ihre Tendenzen zur Selbst-Störung anzuerkennen und sie nicht kleinzureden oder zu leugnen, und wenn sie (angeborene oder erlernte) Schwierigkeiten zugeben, Dysfunktionen zu ermitteln und zu verändern. Sie arbeiten daran, sich mit oder ohne diese Schwierigkeiten selbst bedingungslos anzunehmen, und akzeptieren Rückfälle, die möglicherweise auftreten. Ihre Therapie bringt für sie den größten Erfolg, wenn sie immer wieder aktiv werden.

Es hilft Klienten zu wissen, was sie realistischerweise von dem REVT-Prozess erwarten können und welche Ergebnisse wahrscheinlich sind. Und es ist hilfreich, wenn sie die Tatsache akzeptieren, dass Fortschritte sich als Ergebnis ihrer aktiven Beteiligung am Prozess einstellen werden.

Sie akzeptieren, dass eine Wunderheilung unwahrscheinlich ist. Und sie akzeptieren, dass sie für ihr eigenes emotionales Schicksal verantwortlich sind, indem sie sich angemessen bemühen.

Klienten, bei denen gesunde Veränderungen unwahrscheinlich sind, disputieren ihre irrationalen Überzeugungen nicht konsequent. Die Gründe sind unterschiedlich – es kann eine Weigerung sein, die kognitiven Hausaufgaben zu machen, ein mangelndes Verständnis der Methode und was von ihnen erwartet wird, extreme Störungszustände, narzisstische Störungen, Faulheit oder Desorganisiertheit. Sie lehnen es ab, Verantwortung für ihre ungesunden Emotionen zu übernehmen, und weigern sich energisch und sehr emotionsgeladen, ihre Verhaltensweisen und Überzeugungen zu ändern. Sie mögen das dringende Bedürfnis nach Bestätigung durch andere haben, auch durch ihren Therapeuten, und widersetzen sich ehrlichem, direktem Feedback, das sie bekommen. Möglicherweise sind sie schwerer depressiv oder anderweitig gestört als die Klienten, die tatsächlich Fortschritte machen, oder sie sind dickschädeliger und aufsässiger. Klienten, die bei den behavioralen Aspekten der REVT schlecht abschneiden, zeigen eine Neigung zu niedriger Frustrationstoleranz, Suchtverhalten und Desorganisation und leiden eventuell an verschiedenen Psychosen (und nicht so sehr an Neurosen).

Die REVT-Methode ist bei Klienten mit einem einzigen Hauptsymptom möglicherweise effektiver als bei schwerer gestörten Klienten. Chronische Vermeider gehören zu den schwierigsten Klienten. Sie geben die Hoffnung auf Wunderlösungen nicht auf, die einfach so passieren, ohne dass sie sich groß anstrengen müssen.

Dennoch haben wir im Laufe unserer jahrelangen klinischen Praxis beobachtet, dass selbst die „schwierigsten Kunden" mithilfe der REVT Fortschritte machen. Sowohl meine Frau Debbie als auch ich haben z. B. mit Klienten mit Psychosen wie Schizophrenie gearbeitet. Unter dem Einfluss von Medikamenten, wenn sie eine Verbindung zur „Realität" hatten, konnten viele der ansprechbareren Klienten die Grundideen der REVT verstehen. Vor allem der Aufbau von mehr bedingungsloser Selbstakzeptanz – sich selbst vollständig als wertvollen und fehlbaren Menschen anzunehmen, mit und trotz seiner Behinderung – erwies sich als hilfreich.

Eine Einzeltherapie nach den Grundsätzen der REVT wird normalerweise beendet, wenn Klient und Therapeut übereinkommen, dass signifikante Fortschritte zu verzeichnen sind und der Klient die REVT-Methoden gut genug beherrscht, um sie zur Sicherung der Fortschritte und zur Vermeidung neuer Störungen weiterhin anzuwenden. Oftmals ist es hilfreich, nach Beendigung der regulären Therapie einige Follow-up-Sitzungen zu vereinbaren, um Fortschritte zu beobachten und noch vorhandene oder neu aufgetretene Schwierigkeiten aufzugreifen. Bei manchen Klienten mag es ratsam sein, an die Einzeltherapie eine Serie (oder mehr) von Gruppentherapiesitzungen anzuschließen und an Workshops, Präsentationen und Kursen teilzunehmen. Hilfreich ist auch, immer wieder etwas zum Thema REVT zu lesen.

Viele meiner (AE) früheren Klienten kamen zu meinen Friday-Night-Workshops und anderen Präsentationen, die ich allein oder gemeinsam mit meiner Frau Debbie gab. Auf diese Weise wurde ihr Bewusstsein für die Prinzipien der REVT und ihre Anwendung gestärkt. (Hinweis: Debbie Joffe Ellis wird die regelmäßigen Workshops in der Tradition ihres Mannes fortsetzen.)

Kurz- und Langzeitstrategien und -Techniken

Kurztherapie

Als ich (AE) die REVT ins Leben rief, war sie als effektive und kurze Therapieform für viele Klienten angelegt. Nachdem ich einige Jahre (von 1947 bis 1953) als Psychoanalytiker gearbeitet und die Erfahrung gemacht hatte, dass die meisten Formen der Psychoanalyse zu langgezogen, zu weitschweifig und ineffizient waren, begann ich (mit meinem „Effizienz-Gen") die REVT einzusetzen, sowohl für kurze als auch für längere Behandlungen. Klienten mit schweren Störungen, unabhängig davon, ob die Ursachen dafür in ihren biologischen Gegebenheiten oder in ihrem Umfeld liegen, profitieren normalerweise mehr von langfristigeren und intensiveren Behandlungen. Vielen selbst-gestörten oder selbst-neurotisierten Menschen kann jedoch schon in fünf bis zwölf Sitzungen deutlich geholfen werden, und in manchen Fällen reichen sogar noch weniger Sitzungen.

Wenn die Klienten mithilfe der REVT-Prinzipien verstehen, wie sie ihre Störungen selbst verursachen, wie sie diese Störungen abstellen und wie sie sich für gesunde Denkweisen, Gefühle und Verhaltensweisen entscheiden und diese aufrechthalten können, haben sie schon ein gutes Stück des Wegs in Richtung Stabilität und größerer Befriedigung zurückgelegt. Sie haben gelernt, dass sie ihre Fortschritte dadurch sichern können, dass sie die Prinzipien der REVT kontinuierlich praktizieren – und sie bemühen sich, das zu tun. Effektive Therapie mit anhaltenden Ergebnissen ist ein lebenslanger Prozess. Er wird mit einem Therapeuten zusammen angestoßen und mithilfe von Selbsttherapie und fortgesetzten Bemühungen (und Follow-up-Sitzungen und Auffrischungssitzungen, wo es angezeigt ist) gesichert. In einer effektiven REVT-Kurztherapie begreift der Klient also schnell, dass

- seine emotionalen Störungen großenteils das Ergebnis irrationaler Denkweisen und der Neigung sind, Präferenzen zu absolutistischen „Soll"- und „Muss"-Forderungen auszuweiten;
- seine absolutistischen Forderungen durch eine aktive und nachdrückliche Disputation – bei der seine Präferenzen Bestand haben – mithilfe von kognitiven, emotiven und verhaltensbezogenen Methoden in gesunde Präferenzen umgewandelt werden können;
- dysfunktionale Denkweisen, Gefühle und Verhaltensweisen leicht zurückkehren können und daher kontinuierliche Bemühungen nötig sind, damit das nicht passiert;
- wenn ein Rückfall passiert, sie sich mitsamt dem Rückfall bedingungslos annehmen können und erkennen, dass es der menschlichen Natur entspricht, von Zeit zu Zeit in alte Gewohnheiten zurückzufallen, und dass alle Menschen fehlbar sind, sodass sie die Methoden wieder aufgreifen können, die schon vorher für sie funktioniert haben;
- sie besser bereit sein sollten, für den Rest ihres Lebens „Hausaufgaben" zu machen.

Einer meiner (AE) berühmten Sätze lautet: „Im Leben ist das Leid ebenso unvermeidlich wie das Vergnügen. Wenn man realistisch denkt und fühlt und sich so verhält, dass man genießt, was man kann, und ohne Wut und ohne Jammern schmerzliche Aspekte, die sich nicht ändern lassen, akzeptiert, öffnet man sich für viel Freude." Wenn die Klienten sich das ins Gedächtnis rufen, können sie eine gesunde Perspektive entwickeln.

Manchen unserer Klienten, meist denen, die sehr motiviert und besonders klug waren, gelangen gesunde Umwandlungen bereits nach ein oder zwei Sitzungen. Viele hatten schon einen hohen Grad an Bewusstheit für ihre eigenen Befindlichkeiten erreicht und hatten zudem eine ganze Menge nützlicher Bücher gelesen. Die REVT schien kurz und bündig und leicht umsetzbar etwas zu formulieren, was sie sich selbst schon ansatzweise überlegt hatten. Eine ganze Reihe von Leuten, die mit dem Buddhismus vertraut waren und ihn teilweise auch praktizierten, fanden leicht und rasch einen Zugang zu dem ABC-Modell der REVT. Einige der Ähnlichkeiten zwischen buddhistischen und REVT-Prinzipien wurden bereits erörtert.

Und wo wir gerade bei *Kurz*therapien sind: In einer Studie von Debbie und mir, die in dem *Journal of Rational-Emotive and Cognitive Behavior Therapy* (Ellis/Joffe 2002) erschienen ist und den Titel „A Study of Volunteer Clients Who Experienced Live Sessions of Rational-Emotive Behavior Therapy in Front of a Public Audience“ (Eine Studie über freiwillige Klienten, die Sitzungen in Rational-Emotiver Verhaltenstherapie vor öffentlichem Publikum erlebten) hatte, fanden 97 von 100 Befragten ihre Sitzung hilfreich. Freiwillige willigten in eine 30-minütige Vorführung ein – was ja wirklich ziemlich kurz ist. Hoffen wir, dass sie ihre Hausaufgaben gemacht haben, sich immer wieder auf die REVT-Prinzipien besinnen und nach ihnen handeln.

Langzeittherapie

Dieser Abschnitt beschäftigt sich mit Gruppentherapien nach REVT, weil sich daran die Umsetzung der REVT über einen längeren Zeitraum sehr gut veranschaulichen lässt. Wie bereits erwähnt, profitieren Klienten mit größeren endogenen Störungen und schwach ausgebildeten Lernfertigkeiten eher von Langzeit-Einzeltherapien – und von Langzeit-Gruppentherapien. Darüber hinaus entscheiden sich weniger benachteiligte Klienten, die in einer Einzeltherapie signifikante Fortschritte gemacht haben, bisweilen klugerweise dafür, die REVT-Sitzungen in Gruppenform fortzusetzen. Manche Klienten machen beides parallel.

Sehen wir uns nun einige Aspekte der REVT-Gruppentherapie an. Manche Klienten entscheiden sich gleich für eine Gruppentherapie, ohne vorher eine Einzeltherapie gemacht zu haben. Andere schließen sich auf Empfehlung ihres Therapeuten einer Gruppe an, während die Einzeltherapie entweder noch im Gange ist oder wenn eine Serie von Einzeltherapiesitzungen abgeschlossen ist. In mehreren psychotherapeutischen Schulen wird die Gruppentherapie aus Gründen der Zweckmäßigkeit angewandt – weil es für die Klienten praktischer und preiswerter ist und nicht weil die Form der Gruppentherapie zu der Theorie passt, die diesen Schulen angeblich zugrunde liegen.

Im Prinzip ist die REVT elegant und erzieherisch statt medizinisch oder psychodynamisch ausgerichtet. Und wie bei den meisten Unterrichtsformen ist es daher fast unvermeidlich, dass sie sowohl in Gruppen- als auch in Einzelsitzungen durchgeführt wird. Normalerweise sind die Gruppen recht klein, sie bestehen aus acht bis zwölf Klienten und finden einmal in der Woche statt. Bisweilen wird aber auch mit sehr viel größeren Gruppen gearbeitet, wie bei Klassen mit 20 oder 30 Studenten oder einem öffentlichen Workshop mit mehr als 100 Leuten. Die Gruppenaspekte der REVT eignen sich auch für audiovisuelle Präsentationen, weil sie sich mithilfe von CDs, DVDs, Webcasts, Radiosendungen und TV-Präsentationen,

Büchern, Trainingsprogrammen und anderen Formen der massenmedialen Kommunikation vermitteln und üben lassen. Die REVT ist ebenso wie viele andere aktuelle Formen der Psychotherapie oder sogar in noch stärkerem Maße wirklich gruppenorientiert. Häufig entscheidet sich ein nach der REVT arbeitender Therapeut bewusst für die Gruppensituation und wählt sie nicht, weil besondere Umstände ihn praktisch dazu zwingen.

In Gruppentherapien mit acht bis zwölf Klienten sind die Teilnehmer daran interessiert, ihren emotionalen Störungen auf den Grund zu gehen, die Schwierigkeiten der anderen Gruppenmitglieder zu verstehen und sich selbst und den anderen in der Gruppe zu helfen,

a. ihre aktuellen Symptome loszuwerden und in ihren intrapersonalen und ihren zwischenmenschlichen Zusammenhängen besser zu funktionieren und
b. ihre grundlegende Anfälligkeit für Störungen zu mindern, damit sie für den Rest ihres Lebens eher angemessene statt unangemessene Emotionen empfinden und die Neigung, sich selbst unnötig unglücklich zu machen, zu verringern (und nach Möglichkeit ganz zu beseitigen). Die REVT-Gruppen verfolgen teilweise das Ziel, Symptome zu beseitigen. Das wichtigere Ziel ist jedoch, dass jeder Teilnehmer eine tiefgreifende Veränderung seiner Philosophien erlebt und dabei vor allem die Realität annimmt (aber nicht notwendigerweise mag), dass er alle möglichen mystischen Vorstellungen aufgibt, dass er aufhört, die unglücklichen Ereignisse und Frustrationen des Lebens zu verschrecklichen, zu katastrophisieren und zu dämonisieren, dass er volle Verantwortung für die eigenen emotionalen Schwierigkeiten übernimmt, dass er alle Formen der Selbstbeschimpfung abstellt und sich selbst und andere vollständig und bedingungslos als fehlbar und menschlich akzeptiert.

Die Hauptziele der Gruppentherapie der REVT sind dieselben wie die der Einzeltherapie: den Klienten vermitteln, dass sie selbst für ihr eigenes Unglücklichsein und ihre emotionalen Störungen verantwortlich sind, dass sie ihre dysfunktionalen oder schwächenden Emotionen und Verhaltensweisen ändern können, indem sie ihre irrationalen Überzeugungen und selbstschädigenden Philosophien ändern. Außerdem sollen sie lernen, dass sie mit der Annahme radikal neuer und mit Überzeugung übernommener rationaler Glaubenssysteme in der Lage sind, fast alle unglücklichen aktivierenden Ereignisse, die das Leben mit sich bringt, mit gesunden Methoden zu bewältigen. Schlimmstenfalls reagieren sie mit tiefer Trauer und voller Bedauern auf die aktivierenden Ereignisse, nicht jedoch ängstlich, deprimiert oder wütend. Einige der wichtigen Ziele und Methoden der Gruppentherapie, die die REVT verfolgt, werden im Folgenden beschrieben.

Die REVT lehrt Individuen, die Existenz von Leid und unerfreulichen Umständen im Leben zu akzeptieren und statt zu jammern und Forderungen aufzustellen, das zu ändern, was sie ändern können. Daher werden alle Gruppenmitglieder ermuntert, bei dem Teilnehmer, der seine Probleme darlegt, Perfektionismus, Starre und Forderungen aufzudecken und ihnen entgegenzutreten. Die Gruppenleiter bringen den Mitgliedern bei, Vorschläge zu machen und alle aufkommenden selbstschädigenden oder hinderlichen Gedanken, Verhaltensweisen und Emotionen konstruktiv zu kritisieren und von ihnen zu lernen. Sie lernen jedoch auch, nicht zu kritisieren, zu verdammen oder die eigene Person, andere Menschen oder das Leben an sich zum Anlass hoffnungsloser Gefühle zu machen. Gruppenleiter bemühen sich nach Kräften, die Einstellungen und Verhaltensweisen der REVT vorzuleben. Außerdem lernen alle Gruppenmitglieder, die Störungen verursachenden Denkweisen der anderen Mitglieder logisch, realistisch, pragmatisch und empirisch zu disputieren.

Der Therapeut verhält sich normalerweise angemessen aktiv. Er sondiert, stellt infrage, konfrontiert und leitet. Er lebt rationale Arten zu denken und angemessene Arten, Emotionen auszudrücken, konsequent vor. Er ist nicht nur ausgebildeter Therapeut, sondern unterweist die Gruppenmitglieder auch in der wissenschaftlichen oder logisch-empirischen Methode, sodass sie sie mit Erfolg auf ihr persönliches und emotionales Leben anwenden können.

Sowohl der Therapeut als auch die Gruppe geben den Gruppenmitgliedern aktivitätsorientierte Aufgaben für die Therapiesitzung und für zu Hause. Manche dieser Aufgaben (z. B. in der Gruppe selbst sprechen) lassen sich im Rahmen der regulären Sitzungen durchführen und diskutieren. Andere Aufgaben (z. B. soziale Kontakte knüpfen) werden außerhalb der Gruppe durchgeführt. Während der Gruppensitzungen wird darüber berichtet und diskutiert. Wir haben beobachtet, dass solche Aufgaben effektiver ausgeführt und nachbereitet werden, wenn nicht der Therapeut, sondern die Gruppe sie stellt.

Zur REVT gehören eine Reihe von behavioralen Methoden (wie an anderer Stelle erläutert wurde). Dazu zählen Selbstbehauptungstraining, In-vivo-Risikoübungen, Rollenspiele und Verhaltensproben, die sich teilweise auch in Einzeltherapiesitzungen durchführen lassen, die aber in der Gruppe wirksamer sind. Wenn ein Gruppenmitglied z. B. normalerweise Angst davor hat, anderen zu sagen, was er von ihrem Verhalten hält, kann man ihn dazu bringen, es mit anderen Teilnehmern zu üben.

Die Gruppe ermuntert ganz bewusst dazu, vor allem Emotionen und

Verhaltensweisen zu beobachten und nicht so sehr Informationen zu erhalten, wenn die Klienten ihre Berichte abliefern. Häufig können wütende oder ängstliche Menschen, die sich allein mit einem Therapeuten nicht wohlfühlen und ihre Gefühle in der Therapie verbergen, in einer Gruppe, in der sie mit mehreren Menschen in einer ähnlichen Situation interagieren, viel von sich offenlegen.

Bei der REVT füllen die Klienten manchmal schriftliche Berichtbögen zu ihren Hausaufgaben aus und geben sie dem Therapeuten zur Durchsicht. Bei Gruppensitzungen werden oftmals einige der Hausaufgabenberichte vorgelesen und korrigiert. Auf diese Weise kann nicht nur derjenige, der den Bericht abgibt, sondern können alle Gruppenmitglieder lernen, welche ungesunden negativen emotionalen Konsequenzen (an Punkt C) aufgetreten sind, welche aktivierenden Ereignisse sie (an Punkt A) angestoßen haben, welche rationalen und irrationalen Überzeugungen sich der Klient (an Punkt B) eingeredet hat, um die dysfunktionalen Konsequenzen auszulösen, und mit welcher Art von Disputation man (an Punkt D) die irrationalen Überzeugungen wirksam minimieren oder auslöschen kann, die zu den selbstschädigenden Konsequenzen geführt haben. Zu hören, worin die Hauptprobleme anderer Gruppenmitglieder bestehen, und zu sehen, wie sie sie in den Hausaufgabenberichten verarbeiten, hilft den Klienten, diese Berichte für sich selbst effektiver zu nutzen.

Der Einzelne bekommt von der Gruppe wertvolle Rückmeldungen zu Fehlfunktionen und zu den Philosophien, mit denen er seine Störungen verursacht. Außerdem lernt er, andere zu beobachten und seinerseits Feedback zu geben. Noch wichtiger ist, dass die Gruppenmitglieder Übung darin bekommen, sich gegenseitig aus ihren irrationalen Überzeugungen herauszureden. Auf diese Weise trainieren sie, sich selbst bewusst oder unbewusst aus ihren eigenen selbstschädigenden irrationalen Überzeugungen herauszureden.

Eine wesentliche Absicht der REVT-Gruppensitzungen besteht darin, den Gruppenmitgliedern eine größere Bandbreite an möglichen Lösungen für ihre Probleme aufzuzeigen, als sie sie normalerweise in Einzelsitzungen mitbekommen würden. Von zehn Leuten, die bei einer beliebigen Sitzung anwesend sind, wird einer vielleicht endlich das zentrale Problem eines Vortragenden erkennen (nachdem mehrere andere es nicht geschafft haben), und ein anderer wartet möglicherweise mit einer eleganten Lösung dafür auf (nachdem verschiedene unbrauchbare, unelegante, auf das Symptom konzentrierte Lösungen angeboten worden sind). Wo ein einzelner vermeintlicher Helfer bei einem schwierigen Thema (oder einer schwierigen Person) vielleicht das Handtuch wirft, kann es sein, dass einige Gruppenmitglieder dranbleiben und sich schließlich als ganz hilfreich erweisen.

Einer Gruppe von Leuten von seinen ganz persönlichen Problemen zu erzählen mag an sich schon therapeutische Wirkung auf einen Klienten haben. In einer regulären Kleingruppentherapie nach der REVT enthüllt er vor einem Dutzend Menschen in einer ähnlichen Lage viele Erlebnisse und Gefühle, die normalerweise verborgen bleiben. Bei öffentlichen Workshops öffnen sich Einzelne vor hundert oder mehr Menschen. Vor allem für Menschen, die normalerweise schüchtern oder gehemmt sind, kann eine solche Enthüllung eine äußerst nützliche Risikoübung sein. Der Therapeut kann dies aufgreifen und dem gehemmten Menschen deutlich machen, dass er sich geöffnet und tatsächlich nur wenig oder nichts von der Kritik oder den Angriffen erfahren hat, die er vorausgesagt hatte. Und selbst wenn man abgelehnt oder ausgelacht wird, kann man sich selbst immer noch akzeptieren und diese Zurechtweisung *unglücklich* und nicht *schrecklich* finden.

In den Gruppen finden sich alle Altersstufen, normalerweise sind die Mitglieder zwischen 20 und 70 Jahre alt. Es sind alle möglichen diagnostischen Kategorien vertreten. Für gewöhnlich setzen sich die Gruppen zu mehr oder weniger gleichen Teilen aus Frauen und Männern zusammen, es gibt aber auch Gruppen, die bewusst ausschließlich aus Männern oder Frauen bestehen. Wenn jemand sich einer Gruppe anschließt, nimmt er vielleicht begleitend an regelmäßigen oder vereinzelten Einzeltherapiesitzungen teil. Die meisten Mitglieder entscheiden sich für unregelmäßig stattfindende Einzelsitzungen, daher beziehen sie die meisten Informationen über Prinzipien und Praktiken der REVT aus dem Gruppenprozess. Vor allem Klienten, die sehr schüchtern sind oder Probleme haben, Beziehungen zu anderen Menschen aufzubauen, wird der Anschluss an eine Gruppe empfohlen. Ihre Probleme mit Menschen anzugehen, die sich in einer ähnlichen Lage befinden, kann ihnen mehr bringen, als ausschließlich mit einem Einzeltherapeuten zu arbeiten (der für sie eine Sonderrolle einnimmt und daher kein Repräsentant der Leute ist, die sie mit dem wirklichen Leben assoziieren).

Die Zugehörigkeit zu einer Gruppe ist zeitlich nicht befristet. Wenn sich jemand einer Gruppe anschließt, nimmt er mindestens sechs Wochen lang an Sitzungen teil und kann dann (nach einer Kündigungsfrist von zwei Wochen) jederzeit aussteigen. Normalerweise rücken sehr bald neue Teilnehmer nach. Meist stoßen sie auf eine Gruppe, deren Mitglieder schon mehrere Monate oder einige Jahre dabei sind und die helfen, einige der „Spielregeln" der REVT zu vermitteln. Das geschieht während der Sitzungen, nach den Sitzungen oder im Rahmen privater Kontakte zwischen den Sitzungen. Neue Mitglieder werden darüber hinaus mithilfe von

a. einer oder mehreren Einzelsitzungen nach der REVT-Methode,
b. der Lektüre verschiedener Bücher zur REVT und
c. der Teilnahme an Workshops und Vorträgen

auf den Gruppenprozess vorbereitet. Die Gruppentherapie nach der REVT hat ihre Grenzen und birgt einige Nachteile, vor allem im Vergleich mit stärker individualisierten REVT-Prozessen. In kleinen Gruppen kann es leicht passieren, dass Gruppenmitglieder aus Übereifer oder Unwissenheit andere Teilnehmer in die Irre führen oder ihnen bisweilen sogar schädigende Weisungen und Ansichten vermitteln. Sie bieten möglicherweise wenig brauchbare oder unelegante Lösungen, indem sie z. B. einen gestörten Menschen auf die „praktischen" Methoden verweisen, mit deren Hilfe man im Leben erfolgreicher wird. Sie befassen sich aber nicht damit, welche tiefergehenden philosophischen Veränderungen er bei den Ansichten vornehmen kann, die seine Störungen hervorrufen.

Manche schwierigen Gruppenmitglieder und selbst solche mit durchaus guten Absichten können Zeit mit irrelevanten Beiträgen verschwenden. Manche versuchen zu dominieren, machen ihre Hausaufgaben nicht, binden demjenigen, der seine Probleme vorträgt, einen Bären auf, lenken von den wesentlichen Punkten des Therapeuten ab oder mildern sie ab. Manche halten sich wegen ihres übertriebenen Wunsches nach Bestätigung durch die anderen Gruppenmitglieder zurück, andere machen ihre eigenen geringfügigeren Probleme (und die anderer Teilnehmer) zum Thema, anstatt größere Probleme anzusprechen. Sie verlieren sich in anderen Verästelungen, die mit der Therapie nichts zu tun haben. Es kann auch vorkommen, dass Gruppenmitglieder den Teilnehmer, der seine Probleme vorträgt, mit so vielen und so wuchtigen Argumenten bombardieren, dass er sich überwältigt fühlt. Sie können wenig durchdachte Hausaufgaben aufgeben oder so viele neue Probleme aufwerfen, dass sich alte Hausaufgaben nicht ausreichend nachbearbeiten lassen. Wenn der Therapeut nicht aktiv interveniert, können sie einem Teilnehmer eine minimale Beteiligung durchgehen lassen, sodass er nur minimale Veränderungen an seinen gestörten Verhaltensweisen vornimmt. Sie können übermäßig frustriert und feindselig werden und einen Teilnehmer auf irrationale Weise für seine Symptome oder für seine fortgesetzte Weigerung verdammen, an der Beseitigung dieser Symptome zu arbeiten. Ein gut ausgebildeter REVT-Therapeut achtet genau auf solche Begebenheiten und bringt die Gruppe wieder auf den richtigen Weg.

Folglich handelt es sich bei der REVT-Gruppentherapie kaum um ein Allheilmittel, und sie ist auch nicht für alle Menschen geeignet, die sich emotional gestört fühlen und Hilfe suchen. Manche Klienten sind noch nicht so weit und sollten besser mit der Einzeltherapie fortfahren, bevor sie sich einer Gruppe anschließen. Für andere, wie z. B. manche Menschen mit Sprechzwang oder hypomanische Menschen, ist die Arbeit in der Gruppe möglicherweise von großem Nutzen. Allerdings besteht auch die Gefahr, dass sie zu viel Unruhe stiften und zu viel Beobachtung und Training brauchen. Es mag also besser sein, sie aus einer Gruppe herauszunehmen und sie ihre Probleme mithilfe anderer Behandlungsformen lösen zu lassen. Wir sind aber der Überzeugung, dass viele Klienten mit Störungen genauso viel oder mehr von der Gruppentherapie profitieren als von der Einzeltherapie allein.

Um diesen Abschnitt über Kurz- und Langzeittherapien und -techniken abzuschließen, möchten wir die Leser an die Ziele der REVT erinnern, die Menschen nicht nur helfen sollen, sich besser zu *fühlen*, sondern auch dazu, dass es ihnen langfristig besser *geht*. Daher werden sowohl Kurzzeit- als auch Langzeitklienten ermutigt und lernen, ihre Fortschritte mit der REVT zu sichern und auszubauen, nachdem sie die Therapie verlassen haben. Sie bekommen den Rat, für eine verstärkende Einzelsitzung wiederzukommen oder ihre Therapiegruppe wieder aufzusuchen, wenn sie Rückschritte machen, einen Rückfall erleiden oder das Gefühl haben, dass sie zu langsam vorankommen.

Therapeutische Fortschritte sichern

Einige der Empfehlungen, die wir Klienten zur Sicherung und Verstärkung geben, lauten folgendermaßen:

Wenn Klienten erst Fortschritte machen und dann in alte Gefühle der Angst, Depression oder Selbsterniedrigung zurückfallen, ist es hilfreich, sich an die Gedanken, Gefühle und Verhaltensweisen zu erinnern, durch deren Veränderung sie in der Vergangenheit ihre Fortschritte erzielt haben. Sobald sie sich wieder deprimiert fühlen, empfehlen wir ihnen, daran zu denken, wie sie die REVT schon einmal eingesetzt haben, um sich un-deprimiert zu machen.

Wir empfehlen ihnen, weiterhin rationale Überzeugungen oder Bewältigungsaussagen zu denken, z. B. „Ich *kann* aushalten, was ich nicht mag“ oder „Ich habe bei dieser Aufgabe versagt, aber ich bin *niemals* ein Versager. Ich kann es noch einmal versuchen und kann aus der Erfahrung lernen.“

Wir empfehlen, dass sie weiterhin irrationale Überzeugungen aufspüren, entdecken, disputieren und infrage stellen, mit denen sie sich in der Vergangenheit verstört haben.

Wir empfehlen, dass sie ihre irrationalen Überzeugungen weiterhin mit Nachdruck und Beständigkeit disputieren, wann immer sie mitbekommen, dass sie ihnen wieder mehr Raum geben. Diese Überzeugungen können wieder aufkommen, auch wenn die Menschen sie nicht aktiv vertreten. Daher sind erste Anzeichen ein Signal, sie sich noch einmal bewusst zu machen und sie vorsorglich – aber mit Nachdruck – zu disputieren.

Wir empfehlen, dass sie immer wieder die Dinge riskieren und machen, vor denen sie eine irrationale Angst oder Furcht verspüren. Wenn sie eine ihrer irrationalen Befürchtungen teilweise überwunden haben, können sie weiterhin regelmäßig dagegen agieren. Auch wenn es ihnen nicht behagt, wenn sie Dinge tun, vor denen sie unrealistischerweise Angst haben, sollten sie sie dennoch nicht meiden, weil sie ihr Unbehagen auf diese Weise für immer beibehalten. Sie können so viel Unbehagen zulassen, wie es ihnen möglich ist, um irrationale Befürchtungen zu beseitigen und später dann unängstlich zu werden und sich wohlzufühlen.

Wir empfehlen, dass sie daran arbeiten, den tatsächlichen Unterschied zwischen *gesunden* negativen Gefühlen und *ungesunden* negativen Gefühlen zu erkennen. Gesunde negative Gefühle sind Trauer, Bedauern und Frustration, die aufkommen, wenn man wichtige Dinge, die man haben möchte, nicht bekommt. Ungesunde negative Gefühle sind Depression, Angst, Selbsthass und Selbstmitleid.

Wir empfehlen, dass sie, wann immer sie sich übermäßig besorgt (panisch) oder übermäßig elend (deprimiert) fühlen, anerkennen, dass dieses Gefühl statistisch gesehen normal, psychologisch gesehen jedoch ungesund ist, und dass sie es sich mit dogmatischen „Sollte"- und „Muss"-Forderungen im Wesentlichen selbst zufügen.

Oft erinnern wir sie daran und drängen sie, sich selbst daran zu erinnern, dass sie in der Lage sind, ihre ungesunden (fordernden) Gefühle in gesunde (oder bevorzugende) zurückzuverwandeln. Sie können ihre deprimierten Gefühle nehmen und so lange daran arbeiten, bis sie etwas nur schade oder bedauerlich finden. Sie können ihre ängstlichen Gefühle nehmen und daran arbeiten, bis sie sich nur beunruhigt oder angespannt fühlen. Sie können rationale innere Bilder einsetzen, um sich unerfreuliche aktivierende Ereignisse lebhaft vorzustellen, bevor sie überhaupt passiert sind. Sie können sich dabei auf ungesunde Weise verstört fühlen (ängstlich, deprimiert, wütend oder selbsterniedrigend), um dann an den Gefühlen zu arbeiten und sie mithilfe von rationalen Gedanken in gesunde negative Emotionen (Sorge, Trauer, Ärger oder Bedauern) umzuwandeln, während sie sich die ganze Zeit über die schlimmsten Sachen vorstellen, die überhaupt passieren können. Wir erinnern sie daran, nicht aufzugeben, bis sie ihre Gefühle tatsächlich verändern.

Wir empfehlen, selbstschädigendes Aufschiebeverhalten zu vermeiden und unerfreuliche, aber nützliche Aufgaben rasch zu erledigen – und zwar heute! Wenn die Klienten die Dinge dann immer noch vor sich herschieben, können sie sich mit erfreulichen Belohnungen verstärken – aber *nachdem* sie die Aufgaben erledigt haben, denen sie leicht ausweichen. Wenn das nicht funktioniert, können sie sich für jedes Aufschieben selbst bestrafen.

Wir empfehlen den Klienten, sich selbst klarzumachen, dass es eine faszinierende Herausforderung und so etwas wie ein Abenteuer sein kann, seine emotionale Gesundheit aufrechtzuerhalten und einigermaßen glücklich zu sein, egal mit welchen Widrigkeiten das Leben aufwartet. Wir raten dazu, es als wichtigste Aufgabe anzusehen, das Unglücklichsein mit Stumpf und Stiel auszureißen und zu beseitigen und entschlossen und beständig auf dieses Ziel hinzuarbeiten. Man kann fast immer wählen, wie man denkt, fühlt und handelt.

Wir erinnern Klienten daran, die drei wesentlichen Einsichten der REVT anzuwenden. Erstens ist es in den allermeisten Fällen ihre Wahl, dass sie die unerfreulichen Ereignisse in ihrem Leben zum Anlass für Störungen nehmen, auch wenn sie durch externe Begebenheiten und soziales Lernen zusätzlich dazu ermuntert werden. Sie fühlen hauptsächlich so, wie sie denken. Wenn ihnen an Punkt A (aktivierendes Ereignis oder Widrigkeit) unangenehme oder frustrierende Dinge zustoßen, wählen sie bewusst oder unbewusst rationale Überzeugungen, die dazu führen, dass sie sich traurig fühlen oder voller Bedauern sind. Ebenso wählen sie irrationale Überzeugungen, die dazu führen, dass sie Angst, Depression oder Selbsthass empfinden.

Wir erinnern sie daran, dass sie, egal wie und wann sie ihre irrationalen Überzeugungen und ihre selbst-sabotierenden Gewohnheiten erworben haben, nun, in der Gegenwart, wählen, sie aufrechtzuhalten – und dass das der Grund für ihre Störung ist. Ihre Geschichte und ihre aktuellen Lebensumstände mögen wichtige *Auswirkungen* auf sie haben, aber sie verursachen keine *Störungen*. Ihre gegenwärtige Philosophie hat den größten Anteil an ihrer aktuellen Störung.

Wir erinnern sie daran, dass es keinen *Zauber*weg für sie gibt, ihre Persönlichkeit oder ihre starke Tendenz zu verändern, sich selbst unnötig zu verstören. Grundlegende Veränderungen der Persönlichkeit bedürfen beharrlicher Arbeit und Übungen, um irrationale Überzeugungen, ungesunde Gefühle und selbstschädigende Verhaltensweisen zu ändern.

Wir raten ihnen, sich nach Sachen umzusehen, die ihnen Spaß und Freude machen, sich andere Interessen zu suchen und das Erlangen nicht nur emotionaler Gesundheit, sondern auch echten Genusses zu einem wesentlichen Lebensziel zu machen.

Wir ermuntern sie, lohnende Projekte zu unterstützen und anderen Leuten zu helfen.

Wir raten ihnen, mit mehreren Leuten in Kontakt zu bleiben, die etwas über die REVT wissen. Außerdem raten wir ihnen, die REVT bei anderen anzuwenden. Je häufiger sie sie bei anderen Menschen einsetzen, deren irrationale Überzeugungen erkennen und versuchen, sie aus ihren selbstschädigenden Vorstellungen herauszureden, desto besser werden sie die wesentlichen Prinzipien der REVT verstehen und bei sich selbst anwenden können. Wenn sie bei anderen Leuten irrationales und gestörtes Verhalten beobachten, können sie versuchen, im Gespräch mit ihnen oder durch Nachdenken ihre wichtigsten irrationalen Überzeugungen zu ermitteln und herauszufinden, wie man sie aktiv und mit Nachdruck disputieren könnte.

Wenn sie an Einzel- oder Gruppentherapien nach der REVT teilnehmen, können sie viele Sitzungen aufzeichnen und sich die Aufnahmen zwischen den Sitzungen genau anhören. Auf diese Weise können sie sich einige der Ideen, die sie in der Therapie gelernt haben, bewusst machen. Nach Abschluss der Therapie lassen sich die Aufnahmen von Zeit zu Zeit abspielen und dienen dann als Erinnerungshilfe, wie man mit alten oder auch neuen Problemen umgehen kann, die sich seitdem gezeigt haben. Die Lektüre rationaler Bücher oder Artikel ist ebenfalls hilfreich.

Was den Umgang mit Rückfällen angeht, so raten wir den Klienten, Rückschritte als normal zu akzeptieren, als etwas, das fast allen Leuten passiert, die zunächst emotionale Verbesserungen erleben und dann wieder zurückfallen. Betrachten Sie es als einen Teil menschlicher Fehlbarkeit. Wir empfehlen Klienten, sich nicht zu schämen, wenn einige alte Symptome wieder auftreten. Und wir raten ihnen, nicht zu denken, dass es ein Zeichen von Schwäche ist, an einigen zusätzlichen Therapiesitzungen teilzunehmen oder mit Freunden über wieder aufgetretene Probleme zu sprechen.

Selbstschädigendes Verhalten kann man als schlecht und bedauerlich ansehen, doch Klienten können sich weigern, sich dafür niederzumachen, dass sie dieses Verhalten an den Tag legen. Sie können auf das sehr wichtige Prinzip der REVT zurückgreifen, nach dem man es unterlässt, sich selbst oder die eigene Person zu rügen, und stattdessen nur seine Handlungen, Taten und Charakterzüge beurteilt. Sie sind und bleiben Leute, die gut oder schlecht „handeln“ – aber sie sind niemals „gute“ oder „schlechte“ Menschen. Egal, wie vernichtend der Rückfall ist und wie viele alte Störungen er wieder aufleben lässt: Sie können daran arbeiten, sich selbst mit diesem bedauerlichen oder schwachen Verhalten anzunehmen, und dann versuchen – und zwar immer wieder – das Verhalten zu ändern.

Sie können auf die ABC-Methode der REVT zurückgreifen, deutlich erkennen, was sie getan haben, um den Rückfall in alte Symptome herbeizuführen, und irrationale Vorstellungen energisch disputieren.

Irrationale Überzeugungen, in die sie wieder einmal zurückgefallen sind und die nun dazu beitragen, dass sie sich ängstlich und deprimiert fühlen, können sie weiterhin immer wieder aufspüren und aktiv und mit Nachdruck disputieren, bis sie eine intellektuelle und emotionale Standfestigkeit aufgebaut haben.

Sie können damit immer weitermachen, bis sie von ihren rationalen Antworten überzeugt sind und das Gefühl von Störungen wirklich verschwindet.

Diese Methode können sie immer und immer wieder anwenden, bis ihr neuer Punkt E (effektive neue Philosophien) gefestigt und zur Gewohnheit geworden ist. Das passiert fast immer, wenn man beständig daran arbeitet und es durchdenkt.

Es ist nicht besonders hilfreich oder nachhaltig, wenn man sich nur leichthin oder „vom Kopf her" von seinen neuen effektiven Philosophien oder rationalen Überzeugungen überzeugt. Es ist besser, sich energisch und mit Nachdruck davon zu überzeugen, und das viele Male.

Für Menschen, die sich Mühe geben, ein waches Auge auf ihre Rückfalltendenzen zu haben, und die gerne weitere Fortschritte machen möchten, ist es hilfreich, sich die drei wesentlichen Arten von irrationalen Überzeugungen immer wieder bewusst zu machen:

1. „Ich *muss* gute Leistungen bringen und *muss* von Leuten anerkannt werden, die ich wichtig finde." Dies verursacht Angst, Depression und Selbsthass und führt dazu, dass man es vermeidet, Dinge anzugehen, bei denen man vielleicht scheitern könnte, oder Beziehungen aufzubauen, die sich möglicherweise nicht gut entwickeln würden.
2. „Andere Leute *müssen* nett zu mir sein und mich fair behandeln." Dieser Gedanke führt zu Gefühlen wie Wut, Zorn, Gewalt und übermäßige Aufsässigkeit.
3. „Ich *muss* unter angenehmen Bedingungen und ohne größere Sorgen leben." Dieser Gedanke geht meist mit einer niedrigen Frustrationstoleranz und mit Selbstmitleid einher, manchmal auch mit Ärger und Depression.

Klienten tun gut daran zu erkennen, dass sie, wenn sie eine dieser absolutistischen „Muss"-Forderungen oder eine ihrer zahllosen Variationen anwenden, daraus weitere irrationale Schlussfolgerungen ableiten, z. B.:

- „Weil ich nicht so gute Leistungen bringe, wie ich *muss*, bin ich ein inkompetenter, wertloser Mensch." (Selbsterniedrigung)
- „Dass ich von den Leuten, die ich wichtig finde, nicht so anerkannt

werde, wie ich anerkannt werden *muss*, ist schrecklich und furchtbar!" (Verschrecklichung)

- „Weil andere mich nicht so nett und fair behandeln, wie sie es *unbedingt* tun *sollten*, sind sie total mies und verdienen es, verdammt zu werden." (Verdammen)
- „Weil meine Lebensbedingungen nicht so angenehm sind und weil ich in meinem Leben mehrere Schwierigkeiten habe, was *absolut nicht sein darf*, kann ich es nicht aushalten! Mein Leben ist ein einziger Horror!" (Nicht-Aushalteritis)
- „Weil ich versagt habe und abgelehnt worden bin, was *absolut nicht hätte passieren dürfen*, werde ich *immer* versagen und so *nie* akzeptiert werden, wie ich akzeptiert werden *muss*. Mein Leben wird immer hoffnungslos und freudlos sein." (Übergeneralisierungen)

Klienten können an der Erkenntnis arbeiten, dass diese irrationalen Überzeugungen Teil eines allgemeinen Repertoires von Gedanken und Gefühlen sind, die sie zu vielen Arten von Situationen mitbringen. Ebenso können sie daran arbeiten zu erkennen, dass sie in den meisten Fällen, in denen sie sich sehr verstört fühlen und sich auf selbstschädigende Weise verhalten, bewusst oder unbewusst eine oder mehrere dieser irrationalen Überzeugungen einschleusen. Wenn sie sie in einem Bereich reduzieren und dann immer noch wegen etwas anderem emotional gestört sind, können sie mithilfe derselben REVT-Prinzipien irrationale Überzeugungen in diesem neuen Bereich aufspüren und sie dort minimieren.

Am besten machen sie sich selbst immer wieder deutlich, dass sie sich normalerweise nicht stören und gestört bleiben, wenn sie ihre absoluten „Soll"- und „Muss"-Forderungen aufgeben und sie konsequent durch flexible und nicht starre (aber immer noch starke) *Wünsche* und *Präferenzen* ersetzen. Es tut ihnen gut, wenn sie sich daran erinnern, dass ihre irrationalen Überzeugungen selbstschädigend sind, nicht mit der sozialen Realität übereinstimmen, und die Tatsache leugnen, dass Menschen fehlbar sind. Diese Überzeugungen sind unlogisch – und vorzugsweise disputiert man sie und ersetzt sie durch rationale, realistische, pragmatische und logische Denkweisen.

Und schließlich ist es von großem Nutzen und zudem eine gesunde motivierende Kraft, sich lebensbejahende Ziele zu setzen, ihre Fortschritte zu überprüfen, sie von Zeit zu Zeit zu überdenken und sich neue zu setzen, wenn die alten erreicht sind. Währenddessen können Klienten sich Mühe geben, den Einsatz und die Häufigkeit der REVT-Prinzipien und -praxis immer weiter zu vertiefen.

Anwendung der REVT bei unterschiedlichen Störungen, Themen und Klienten

Der Fall von Sara, von dem später die Rede sein wird, zeigt, dass kein Klient typischerweise nur ein Thema oder nur eine Störung hat. Dennoch lassen sich die Veränderungstechniken und -mechanismen der REVT erstaunlich gut auf die Bandbreite und Unterschiedlichkeit der menschlichen Themen und Zustände anwenden. Einige von ihnen werden hier vorgestellt. Lassen Sie uns nun die Anwendung des REVT-Ansatzes auf eine Auswahl an Themen und Klienten betrachten.

Angststörungen

Die therapeutische Antwort auf vieles von dem, was bei Menschen Angst verursacht, ist, sie dazu zu ermutigen, all ihre gesunden Wünsche nach Erfolg, Bestätigung und Annehmlichkeiten beizubehalten und sich hartnäckig, energisch und mit Nachdruck zu weigern, sie zu schädlichen, selbstschädigenden und bombastischen Forderungen aufzublähen.

Angst ist eine der wichtigsten ungesunden Emotionen, bei der Menschen Hilfe suchen. Wir schätzen, dass Angststörungen eine der häufigsten, wenn nicht die häufigste kognitiv-emotiv-behaviorale Verhaltensstörung sind, dicht gefolgt von Depression. Wir haben festgestellt, dass die meiste Angst, vor allem Leistungsangst, der *Forderung* von Klienten entspringt, gute Arbeit zu leisten und von anderen Bestätigung zu bekommen. Der *Wunsch*, gute Leistungen zu bringen und Bestätigung zu bekommen, wäre in Ordnung und würde eine ausreichende Motivation für angemessenes Verhalten zur Erreichung dieses Ziels darstellen. Wenn jedoch eine Forderung, Insistenz oder eine tiefe Bedürftigkeit im Raum stehen, entsteht Angst (oft gepaart mit Depression). In einer therapeutischen Sitzung identifiziert der Therapeut die Überzeugungen (Forderungen), die die Angst verursachen. Er bringt dem Klienten bei, sie zu disputieren und zu ersetzen, und hilft den Klienten, seine Wünsche nach Erfolg und Bestätigung aufrechtzuhalten, ohne schädigende Forderungen daraus zu machen.

Meine (DJE) Klientin Marguerite litt unter schweren Angststörungen. Sie war eine afroamerikanische Frau in den Vierzigern, machte eine Ausbildung zum Psychologischen Berater und hatte große Angst, dass sie ihre Semesterarbeit nicht rechtzeitig abschließen würde. Selbst wenn es ihr gelänge, den Abgabetermin einzuhalten, würde die Arbeit nicht den Anforderungen genügen und wäre schlechter als die ihrer jüngeren Studienkollegen. Sie hatte Angst zu versagen und fürchtete, dass ihr Mann sie dann kritisieren und ihr schwere Vorwürfe machen würde, weil sie Zeit und Geld darauf verschwendet hatte, am College weiterzustudieren. Sie hatte die Befürchtung, dass sie nicht „gut genug" sei, dass ihr Scheitern der Beweis dafür wäre und dass sie für den Rest ihres Lebens ein „Nichts" wäre.

Mit der Therapie verband sie die Hoffnung, weniger ängstlich zu sein und ihre Arbeit getan zu bekommen, weil die Angst eine lähmende Wirkung auf sie hatte. Sie nahm sich vor, an ihrem Semesterpapier zu arbeiten, sagte sich dann, dass sie sie niemals rechtzeitig fertigstellen würde, und suchte sich dann andere Aufgaben, um die Unannehmlichkeit des Sich-Mühe-Gebens und Nicht-gut-genug-Seins zu meiden. Das erzeugte weitere Angst – und dann machte die Angst ihr Angst (sekundäre Angst). Meine therapeutischen Ziele für Marguerite waren:

- ihr helfen, sich *mit* ihrer Angst anzunehmen (die sekundären Symptome aufgreifen);
- sie ermutigen, die Erkenntnis zu akzeptieren, dass Angstgefühle weit verbreitet sind – sie sind Teil des menschlichen Seins;
- ihr die Prinzipien der REVT beibringen und betonen, dass sie in der Lage ist – wenn sie sich dafür entscheidet, diese Fähigkeit einzusetzen –, ihre behindernde Angst in gesunde Besorgnis umzuwandeln, wo es angebracht ist;
- ihr helfen, ihre irrationalen Überzeugungen zu identifizieren, die zu ihrer Erfahrung von Angst und Selbsterniedrigung führten und zu ihrer Angst vor ihrer Angst;
- ihr „Hausaufgaben" geben – fortlaufende Aufgaben und Aktivitäten, die ihr helfen, ihre Angst zu überwinden und ihre erarbeiteten Fortschritte zu sichern;
- sie daran erinnern, dass es beständiger Arbeit und Übungen bedarf, um anhaltende positive Veränderungen zu erreichen, und
- helfen, den *Wunsch* (nicht das *Bedürfnis*) in ihr zu wecken, gute Arbeit zu leisten und Bestätigung zu erfahren, diesen *Wunsch* beizubehalten und sich gleichzeitig zu weigern, ihn zu einer behindernden *Forderung* zu machen.

Zu Marguerites irrationalen Überzeugungen gehörten:

- „Ich sollte keine Angst haben."
- „Ich muss gut arbeiten und meine Arbeit rechtzeitig fertigstellen."
- „Wenn ich das nicht schaffe, ist es schrecklich, und ich könnte die Scham

und die Demütigung nicht aushalten, das nicht zu schaffen, was ich schaffen *muss* (d. h. gut arbeiten und rechtzeitig fertig werden)."

- „Wenn andere Studenten gut abschneiden und ich nicht, werden sie denken, dass ich ein Versager und zu alt bin. Und ich *sollte* in der Lage sein, besser abzuschneiden als sie."
- „Mein Professor wird denken, dass ich dumm bin, und ich schäme mich zu sehr, um mit ihm zu reden."
- „Ich muss mindestens so gut abschneiden wie andere, wenn nicht sogar besser, um mir zu beweisen, dass ich ein fähiger und lohnender Mensch bin."
- „Mein Mann sollte mich nicht kritisieren und eine schlechte Meinung von mir haben. Wenn er das tut, bedeutet es, dass er mich nicht so liebt, wie er sollte. Wenn er mich ablehnt und verlässt, ist das so schrecklich, dass ich es mir gar nicht vorstellen kann. Ich könnte es nicht aushalten, wenn er mich verließe."
- „Wenn ich versage, weil ich nicht das schaffe, was ich mir vorgenommen habe, wäre das der Beweis, dass ich ‚nicht gut genug' bin, ein echter ‚Versager', wie meine Mutter es mir immer und immer wieder gesagt hat, als ich klein war."

Marguerite war hochmotiviert, etwas zu ändern. Sie war die schmerzliche Angst leid und konnte sehen, dass sie ihr schadete. Da sie den Wunsch hatte, eines Tages als Psychologische Beraterin zu arbeiten, war ihr klar, dass es besser wäre, ihre Störungen zu überwinden, wenn sie ihren zukünftigen Klienten wirklich helfen wollte.

Mit meiner (DJE) Hilfe unterzog sie ihre irrationalen Vorstellungen einer realistischen, logischen und empirischen Disputation. Sie erkannte, dass ihre irrationalen Überzeugungen nicht hilfreich, sondern hinderlich waren, dass sie unrealistisch waren und nicht aus ihren Präferenzen hervorgingen. Sie sah, dass sie sich unnötig quälte. Sie verstand, dass *sie* selbst in dem Fall, dass sich ihre schlimmsten Befürchtungen bewahrheiteten und sie die Arbeit nicht rechtzeitig fertigstellen oder keine gute Note dafür bekommen würde, deshalb keine Versagerin wäre. Sie wäre nur jemand, der bei dieser Aufgabe versagt hätte. Sie erkannte an, dass sie ihre Rolle als Mutter meist gut meisterte, dass sie gut malen und singen und andere Sachen machen konnte. Als ich ihr von der Philosophie von Alfred Korzybski erzählte, akzeptierte sie, dass *sie* nicht das war, was sie tat, und dass ihre Leistungen, ob gut oder schlecht, sie nicht zu einem guten oder schlechten Menschen machten oder ihren Wert definierten. Die Forderung, dass sie besser abschneiden müsse als die anderen Studenten, vergrößerte nicht nur ihren selbst erzeugten Druck, sondern auch ihre Angst. Sie erkannte, dass sie sich mit dem Bedürfnis nach Anerkennung durch andere – und mit der Scham, die sie spürte, wenn sie meinte, sie nicht zu bekommen – stark einschränkte. Ihr wurde klar, dass ihre Forderung, ihr Mann solle unterstützend, nicht kritisch und immer voller Anerkennung für sie sein, nicht dazu führen würde, dass sie diese Dinge von ihm bekam. Vielmehr brachte sie ihn dazu, sich genau anders zu verhalten, als sie es sich von ihm wünschte. Sie erkannte, dass ihre unrealistischen und utopischen Vorstellungen davon, wie er sein sollte, ihn in der ganzen Zeit ihrer Ehe hindurch eher abgeschreckt hatten. Und sie sah, dass die Tatsache, dass sie es „brauchte", immer mit ihm zusammen zu sein, ebenfalls zu ihrer Angst beitrug.

Zu ihren Hausaufgaben gehörte es, dass sie es selbst merken sollte, wenn sie fordernd wurde, und die Forderungen dann in Präferenzen umwandelte. Darüber hinaus sollte sie sich zwingen, „unvollkommen" an ihrem Semesterpapier zu arbeiten, ohne es zu „brauchen", dass sie besser war als die anderen, und ohne es zu „brauchen", dass ihr die Arbeit unbedingt Spaß machte. Bei einer weiteren Aufgabe arbeitete sie daran, die Bestätigung von anderen nicht zu brauchen – sei es von ihrem Mann, von mir (ihrer Therapeutin), ihrem Professor, von anderen Studenten oder dem Kaiser von China! Sie wurde ermuntert, eine Übung zur Schambekämpfung durchzuführen, bei der sie die Ablehnung anderer riskierte. Sie sollte ihr helfen, bedingungslose Selbstakzeptanz aufzubauen, ganz egal, was andere von ihr dachten. So trug sie eines Tages einen roten und einen beigefarbenen Schuh, als sie zum College ging. Wenn jemand sie befremdet ansah, fühlte sie sich unbehaglich, sagte sich aber: „Na und? Ich *brauche* ihre Anerkennung nicht, selbst wenn ich sie gerne hätte." Am Ende des Tages fühlte sie sich mit ihren unterschiedlichen Schuhen ganz wohl, erkannte, dass nichts Schlimmes passierte und dass tatsächlich nur wenige Leute ihre Schuhe überhaupt wahrzunehmen oder für wichtig zu halten schienen. Sie sagte sich regelmäßig und beständig rationale Bewältigungsaussagen wie „Ich *kann* aushalten, was ich nicht mag", „Ich akzeptiere mich, einfach weil ich lebendig bin, egal ob andere mich ebenfalls akzeptieren oder nicht", „Ich kann keine Versagerin sein. Wenn ich *bei* etwas versage, lerne ich daraus und mache weiter. Mein Versagen (oder mein Erfolg) machen mich nicht zu einer Versagerin (oder zu einem erfolgreichen Menschen)."

Nach nur zwölf REVT-Sitzungen spürte Marguerite eine bemerkenswerte Veränderung. Sie machte sich immer noch Sorgen wegen Abgabeterminen und wegen ihres Abschneidens, doch sie „musste" sie nicht mehr einhalten und „musste" auch nicht mehr gut abschneiden, um sich mit sich selbst gut zu fühlen. Ohne ihre behindernde Angst bekam sie viel mehr Arbeit getan, und sie machte ihr tatsächlich teilweise auch Spaß. Dass sie es nicht *brauchte*, von anderen anerkannt zu werden, vermittelte ihr ein Gefühl von Freiheit. Ihre Beziehung zu ihrem Mann wurde besser – vor allem, weil sie nicht mehr bedürftig und fordernd auftrat. Sie hatte ihre Therapieziele erreicht – und mehr. Ihr war klar, dass sie mit Rückfällen rechnen musste. Sie wusste, dass sie sich dafür nicht selbst schelten und herabsetzen, sondern sich mit Energie und Nachdruck auf die REVT-Methoden besinnen sollte.

Viele Therapeuten machen die Erfahrung, dass Klienten nicht immer mit klar definierten Zielen zu ihnen kommen, wie es bei Marguerite der Fall war. Oft arbeitet ein Therapeut daran, einem Klienten mit mehr als einer Störung bei der Formulierung seiner Themen und Ziele zu helfen.

Nachfolgend finden Sie ein Transkript einer Sitzung, die ich (AE) mit Sara durchführte, einer unverheirateten jüdischen Frau im Alter von 25 Jahren (Corsini/Wedding 2008, 8E; www.cengage.com). Es enthält konfrontierende und drastische Sprache, die ich bei Klienten anwende, wenn es angebracht ist. Damit bezwecke ich, sie aus ihren gewohnheitsmäßig starren Denkweisen herauszukatapultieren und das, was ich sage, denkwürdiger zu machen.

Sara arbeitete als Leiterin der Programmierabteilung einer Firma und war, ohne eine traumatische oder gewalttätige persönliche Geschichte zu haben, sehr unsicher und selbst-herabsetzend.

T-1: Womit wollen Sie beginnen?
K-1: Ich weiß nicht. Im Moment bin ich starr vor Angst.
T-2: Sie haben Angst – wovor?
K-2: Vor Ihnen!
T-3: Nein, bestimmt nicht vor mir – vielleicht vor sich selbst.
K-3: [Lacht nervös]
T-4: Vor dem, was ich mit Ihnen machen werde?
K-4: Stimmt! Sie wirken bedrohlich auf mich, nehme ich an.
T-5: Aber wie? Was mache ich? Offensichtlich werde ich kein Messer zücken und zustechen. Nun, wie bedrohe ich Sie?
K-5: Ich vermute, ich habe Angst vor dem, was ich herausfinden werde – über mich.
T-6: Nun, stellen wir uns vor, Sie finden etwas Grässliches über sich selbst heraus – z.B. dass Sie dummes Zeug denken oder so. Warum wäre das schrecklich?
K-6: Weil ich, glaube ich, für mich im Moment das Wichtigste bin.
T-7: Nein, ich glaube nicht, dass das die Antwort ist. Ich glaube, das Gegen-

teil ist der Fall! Sie selbst sind sich das Unwichtigste. Sie sind bereit, sich selbst fertigzumachen, wenn ich Ihnen sage, dass Sie sich dumm anstellen. Wenn Sie nicht jemand wären, der sich selbst die Schuld an allem gibt, wäre es Ihnen egal, was ich sage. Es wäre wichtig für Sie – aber Sie würden mich einfach korrigieren. Aber wenn ich Ihnen etwas richtig Negatives über Sie selbst sage, fallen Sie gnadenlos über sich selber her. Stimmt's?

K-7: Ja, normalerweise schon.

T-8: Gut. Vielleicht ist es das, wovor Sie wirklich Angst haben. Sie haben keine Angst vor mir. Sie haben Angst vor Ihrer Selbstkritik.

K-8: [Seufzt] Okay.

T-9: Also, warum müssen Sie sich kritisieren? Stellen Sie sich vor, dass Sie der schlimmste Mensch sind, der mir jemals begegnet ist. Stellen wir uns das nur mal vor. Also, *warum* würden Sie sich kritisieren müssen?

K-9: [Pause] Ich müsste einfach. Ich kenne kein anderes Verhaltensmuster, nehme ich an, im Moment jedenfalls. Ich mache das immer so. Wahrscheinlich denke ich, dass ich einfach eine Niete bin.

T-10: Ja. Aber das, das ist nicht so. Wenn Sie nicht Ski fahren oder schwimmen können, können Sie es lernen. Sie können auch lernen, sich nicht zu verurteilen, egal was Sie machen.

K-10: Ich weiß nicht.

T-11: Nun, die Antwort ist: Sie wissen nicht, wie.

K-11: Vielleicht.

T-12: Ich habe den Eindruck, dass Sie sagen: „Ich *muss* mich ausschimpfen, wenn ich etwas falsch mache." Ist das nicht die Ursache für Ihre Depression?

K-12: Ja, ich denke schon. [Schweigen]

T-13: Nun, wofür machen Sie sich im Moment *hauptsächlich* fertig?

K-13: Ich glaube, im Moment kann ich das gar nicht so ganz genau sagen. Dieses Formular [das unsere Praxis vor ihrer Sitzung an Klienten ausgibt] hat mir ganz schöne Probleme bereitet. Weil, ich neige dazu *alles* zu sagen, ich will alles verändern, ich bin wegen allem deprimiert usw.

T-14: Nennen Sie mir ein paar Beispiele.

K-14: Worüber ich deprimiert bin? Ich, ehm, weiß nicht, ob ich einen Sinn im Leben habe. Ich weiß nicht, was ich – was ich bin. Und ich weiß nicht, in welche Richtung ich gehe.

T-15: Ja, aber das ist – Sie sagen also: „Ich bin unwissend!" [Klientin nickt] Nun, was ist so schrecklich daran, wenn man unwissend ist? Es ist zu schade, dass Sie unwissend sind. Es wäre schöner, wenn Sie es nicht wären – wenn Sie einen Sinn im Leben *hätten* und *wüssten*, wohin Sie gehen. Aber nehmen wir mal das Schlimmste an: Für den Rest Ihres Lebens haben Sie keinen Lebenszweck und so bleibt es auch. Stellen wir uns das vor. Warum wären *Sie* dann so schlecht?

K-15: Weil jeder einen Lebenszweck haben *sollte*.

T-16: Woher haben Sie das *Sollte*?

K-16: Weil, das ist das, woran ich glaube. [Schweigen]

T-17: Ich weiß. Aber denken Sie mal kurz darüber nach. Sie sind offenbar eine intelligente Frau. Nun, woher kommt das *Sollte*?

K-17: Ich weiß nicht! Ich denke im Moment nicht klar. Ich bin zu nervös! Tut mir leid.

T-18: Tja, aber Sie können klar denken. Und jetzt sagen Sie: „Oh, es ist hoffnungslos! Ich kann nicht klar denken. Was bin ich doch für eine Niete, weil ich nicht klar denken kann!" Sie geben sich die Schuld *dafür*.

[Von K-18 bis K-26 verstört sich die Klientin, weil sie nicht gut auf die Sitzung anspricht, aber der Therapeut zeigt ihr, dass das nicht besonders wichtig ist, und beruhigt sie.]

K-27: Ich kann mir nicht vorstellen zu existieren, ehm, oder dass es einen Grund gibt zu existieren, wenn man keinen Lebenszweck hat.

T-28: Nein, aber der größte Teil der Menschheit hat keinen großen Lebenszweck.

K-28: [Ärgerlich] Ja, okay. Also, ich sollte mich deswegen nicht schlecht fühlen.

T-29: Nein, nein, nein! Moment mal! Sie sind grade *gesprungen*! [Lacht] Sie sind von einem Extrem zum anderen gesprungen! Sehen Sie, Sie haben einen vernünftigen Satz gesagt und einen *unvernünftigen*. Nun, wenn wir Sie dazu bringen könnten, die beiden zu trennen – wozu Sie vollkommen in der Lage sind –, dann würden Sie das Problem lösen. Was Sie wirklich sagen wollen, ist: „Es *wäre besser*, wenn ich einen Lebenszweck hätte. Weil ich dann glücklicher wäre." Stimmt's?

K-29: Ja.

T-30: Aber dann springen Sie auf magische Weise zu „Daher *sollte* ich es!" Sehen Sie den Unterschied zwischen „Es *wäre besser*, wenn ich einen Lebenszweck hätte" und „Ich *sollte*, ich *muss*!"?

K-30: Ja.

T-31: Also, worin besteht der Unterschied?

K-31: [Lacht] Ich habe das nur gesagt, um Ihnen zuzustimmen.

T-32: Ja! Sehen Sie, das bringt nichts. Wir könnten ewig so weitermachen, und Sie stimmen mir zu, und ich sage: „Oh, was für eine tolle Frau! Sie stimmt mir zu." Und dann gehen Sie hier raus und sind genauso verrückt wie zuvor!

K-32: [Lacht, diesmal mit echtem Verständnis und Humor]

T-33: Wie ich schon sagte, sind Sie vollkommen in der Lage zu denken – sich am Aufgeben zu hindern. Das ist das, was Sie die meiste Zeit in Ihrem Leben gemacht haben. Darum sind Sie gestört. Weil Sie sich weigern zu denken. Gehen wir das noch einmal durch: „Es wäre besser, wenn ich einen Lebenszweck hätte, wenn ich nicht deprimiert wäre usw. usw. Wenn ich einen guten, einen netten, vergnüglichen Lebenszweck hätte." Wir könnten begründen, warum das besser wäre. „Es ist doch ziemlich klar, warum das besser wäre!" Nun, warum ist das der Zaubersatz, dieses „Ich *sollte* das tun, was besser wäre"?

K-33: Sie meinen, warum fühle ich mich so?

T-34: Nein, nein. Es ist eine Überzeugung. Sie fühlen sich so, weil Sie so denken.

K-34: Ja.

T-35: Wenn Sie glaubten, dass Sie ein Känguru sind, würden Sie umherhüpfen, und Sie würden sich wie ein Känguru *fühlen*. Was immer Sie glauben, das fühlen Sie. Gefühle kommen im Wesentlichen aus unseren Überzeugungen. Also, ich vergesse Ihre Gefühle jetzt mal für einen Augenblick, weil wir Gefühle nicht wirklich ändern können, ohne Überzeugungen zu ändern. Also zeige ich Ihnen: Sie haben zwei Überzeugungen – oder zwei Gefühle, wenn Sie sie so nennen wollen. Nummer eins: „Es wäre besser, wenn ich einen Lebenszweck hätte." Stimmen Sie zu? [Klientin nickt] Also, das ist völlig vernünftig. Das trifft zu. Wir könnten es beweisen. Nummer zwei: „Daher *sollte* ich das tun, was besser wäre." Das sind also die verschiedenen Aussagen. Sie scheinen identisch zu sein, aber sie sind wirklich sehr verschieden. Nun, die erste ist, wie ich schon sagte, vernünftig. Weil wir sie beweisen könnten. Sie hat eine Beziehung zur Wirklichkeit. Wir können die Vorteile auflisten, die ein Lebenszweck mit sich bringt – für nahezu jeden, nicht nur für Sie.

K-35: [Inzwischen ruhig geworden, hört den Ausführungen des Therapeuten aufmerksam zu] Hm-hm. [Stimmt zu]

T-36: Aber die zweite, „Daher *sollte* ich das tun, was besser ist", die ist verrückt. Nun, warum ist sie verrückt?

K-36: Ich kann das nicht als eine verrückte Aussage akzeptieren.

T-37: Wie, wer sagt denn, dass Sie *sollten*?

K-37: Ich habe keine Ahnung, wie das alles angefangen hat. Irgendjemand hat das gesagt.

T-38: Ich weiß, aber ich sage: Wer das gesagt hat, hat eine Schraube locker.

K-38: [Lacht] Okay.

T-39: Wie kann die Welt denn überhaupt ein *„Sollte"* haben?

K-39: Nun, sie hat eins.

T-40: Hat sie nicht! Sehen Sie, das ist es, was eine emotionale Störung ist: an *„Sollte"* und *„Muss"* glauben, statt an *„Es wäre besser"*. Das ist genau das, was die Leute neurotisch macht! Stellen Sie sich vor, Sie sagen: „Ich wünschte, ich hätte in diesem Moment einen Dollar in der Tasche", und Sie haben nur 99 Cents. Wie würden Sie sich fühlen?

K-40: Nicht besonders verstört.

T-41: Ja, Sie wären ein bisschen enttäuscht. *Es wäre besser,* einen Dollar in der Tasche zu haben. Aber jetzt stellen Sie sich vor, Sie sagen: „Ich *sollte,* ich *muss* einen Dollar in meiner Tasche haben, und zwar immer."

K-41: Dann wäre ich furchtbar unglücklich, wenn ich Ihrer Denkweise jetzt mal folge.

T-42: Aber nicht, weil Sie nur 99 Cents in der Tasche haben.

K-42: Weil ich dachte, ich *sollte* einen Dollar haben.

T-43: DAS IST RICHTIG! Das *„Sollte"*! Und mehr noch, gehen wir noch einen Schritt weiter. Stellen Sie sich vor, Sie sagen: „Ich muss immer einen Dollar in der Tasche haben." Und dann stellen Sie fest, dass Sie einen Dollar und zehn Cents haben. Wie würden Sie sich fühlen?

K-43: Toll, denke ich!

T-44: Nein – ängstlich!

K-44: [Lacht] Sie meinen, ich würde mich schuldig fühlen: „Was mache ich mit dem zusätzlichen Geld?"

T-45: Nein.

K-45: Tut mir leid, ich kann Ihnen nicht folgen. Ich –

T-46: Weil Sie nicht *denken.* Denken Sie mal nach. Wenn Sie sich sagen: „Ich *muss* einen Dollar haben, ich *sollte* einen Dollar haben," und Sie haben einen Dollar und zehn Cents, warum wären Sie dann trotzdem ängstlich? Jeder würde so reagieren. Warum wären die Leute ängstlich, wenn sie sagen, „Ich muss einen Dollar haben!", und stellen dann fest, dass sie einen Dollar und zehn Cents haben?

K-46: Weil es gegen ihr *„Sollte"* geht. Es verletzt ihre Regel dessen, was sie für richtig halten, denke ich.

T-47: Nein, im Moment nicht. Aber sie könnten leicht 20 Cents verlieren.

K-47: Oh! Ja.

T-48: Ja! Sie wären trotzdem ängstlich. Sehen Sie, weil das *Muss* bedeutet „Ich muss immer –".

K-48: Oh, ich verstehe, was Sie meinen! Okay. Ich verstehe, was Sie meinen. Sie könnten leicht etwas von dem Geld verlieren und fühlen sich deshalb unsicher.

T-49: Ja. Die meiste Angst kommt von „Muss"-Forderungen.

K-49: [Langes Schweigen] Warum bringen Sie jemanden am Anfang in eine so angstvolle Situation?

T-50: Ich glaube nicht, dass ich das mache. Ich sehe Hunderte von Leuten, und Sie gehören zu den wenigen, die das für sich so angsterzeugend *machen.* Die anderen machen das vielleicht ein bisschen, aber Sie machen es sehr angsterzeugend. Was einfach zeigt, dass Sie das *„Muss"* wahrscheinlich in *alles* hineintragen, und dazu gehört auch diese Situation. Die meisten

Leute sind sehr erleichtert, wenn sie herkommen. Sie können endlich mit jemandem reden, der weiß, wie er ihnen helfen kann, und sie sind sehr froh, dass ich mit dem ganzen Quatsch aufhöre, dass ich aufhöre, sie über ihre Kindheit auszufragen und nicht über das Wetter rede usw. Und ich gehe *direkt* auf das zu, was ihnen Probleme macht. Ich brauche keine fünf Minuten. Ich habe Ihnen eben das Geheimnis der meisten emotionalen Störungen erklärt. Wenn Sie wirklich verstanden haben, was ich gesagt habe, und es anwenden, wären Sie praktisch nie mehr wegen irgendwas gestört, für den Rest Ihres Lebens.

K-50: Aha.

T-51: Denn praktisch jedes Mal, wenn Sie gestört sind, verwandeln Sie ein *Es-wäre-besser* in ein *Muss*! Das ist alles, was eine Neurose ausmacht! Sehr, sehr einfach. Also, warum sollte ich Ihre Zeit verschwenden und das nicht erklären – und über irrelevante Sachen reden?

K-51: Weil ich Ihrer Erklärung vielleicht ein bisschen besser gefolgt wäre, wenn ich am Anfang nicht so bedroht worden wäre.

T-52: Aber wenn ich Ihnen den Kopf tätschele und Sie hinhalte usw., dann denken Sie für den Rest Ihres Lebens, dass Ihnen jemand den Kopf getätschelt hat! Sie sind eine intelligente Frau!

K-52: Okay –

T-53: Das ist ein weiteres „Sollte". „Er *sollte* mir den Kopf tätscheln und es langsam angehen lassen – *dann* kann eine Niete wie ich es auch verstehen! Aber wenn er *schnell* vorangeht und mich zwingt zu *denken*, oh, mein Gott, dann mache ich einen Fehler – und das ist schrecklich!" Noch mehr Quatsch! Sie brauchen diesen Quatsch nicht zu glauben! Sie sind vollkommen in der Lage, mir zu folgen – wenn Sie aufhören, sich Sorgen zu machen und sich zu sagen: „Ich *sollte* meine Sache gut machen." Denn das ist es, was Sie im Grunde denken, während Sie da sitzen. Nun, warum *sollten* Sie Ihre Sache gut machen? Stellen Sie sich vor, wir müssten das zwanzigmal durchkauen, bevor Sie es kapieren?

K-53: Ich *mag* es nicht, wenn ich dumm erscheine.

T-54: Nein. Sehen Sie. Nun belügen Sie sich. Denn Sie haben wieder etwas Vernünftiges gesagt – und haben dann etwas Unvernünftiges hinzugefügt. Das Vernünftige war: „Ich mag es nicht, wenn ich dumm erscheine, weil es *besser* ist, schlau zu erscheinen." Aber dann sind Sie gleich zu dem Unvernünftigen gesprungen: „Und es ist *schrecklich*, wenn ich dumm erscheine – "

K-54: [Lacht anerkennend, fast freudig]

T-55: „ – ich sollte intelligent erscheinen!" Verstehen Sie?

K-55: [Mit Überzeugung] Ja.

T-56: Derselbe Mist! Es ist immer derselbe Mist! Wenn Sie sich nun bitte den Mist ansehen würden – statt das „Oh, wie dumm ich bin! Er hasst mich! Ich glaube, ich bringe mich um!" –, dann wären Sie ziemlich bald auf dem Weg der Besserung.

K-56: Sie haben gehorcht! [Lacht]

T-57: Gehorcht auf was?

K-57: [Lacht] Auf diese wilden Sachen in meinem Kopf, die ich, die ich mir sage.

T-58: Das stimmt. Weil ich weiß, dass Sie diese Sachen gerne sagen würden – weil ich eine gute *Theorie* habe. Und nach meiner Theorie, wären Leute normalerweise nicht gestört, *wenn* sie sich *nicht* diese verrückten Sachen sagen würden.

K-58: Ich habe nicht die geringste Ahnung, warum ich so aufgewühlt bin –

T-59: Aber Sie haben sehr wohl eine Ahnung, ich habe es Ihnen gerade gesagt.

K-59: Okay, ich weiß es!

T-60: Warum sind Sie verstört? Sagen Sie es mir.

K-60: Ich bin verstört, weil ich weiß, ich – die Rolle, in der ich mich gesehen habe, als ich hier reinkam und was ich [lacht, beinahe freudig] und was ich machen würde und machen sollte –

T-61: Ja?

K-61: Und daher haben Sie mich gezwungen, dagegen zu verstoßen. Und das mag ich nicht.

T-62: „Und ist es nicht *schrecklich*, dass ich nicht toll war? Wenn ich gegen diese Rolle, die ich brauche, richtig *schön* verstoßen hätte, und wenn ich ihm gleich die *richtigen* Antworten gegeben hätte, und er hätte mich angestrahlt und gesagt: ‚Mann, was für eine schlaue Frau das ist!', dann wäre alles in Ordnung gewesen."

K-62: [Lacht gutmütig] Ganz bestimmt!

T-63: Quatsch! Sie wären genauso gestört, wie Sie es jetzt sind! Es hätte Ihnen kein bisschen geholfen! Tatsächlich wären Sie noch verrückter geworden! Weil Sie dann mit derselben Philosophie hier rausgegangen wären, mit der Sie reingekommen sind: „Dass, wenn ich meine Rolle gut spiele und die Leute mir den Kopf tätscheln und sagen: ‚Was für eine tolle Frau ich bin!', dann alles in Butter ist!" Das ist eine verrückte Philosophie! Denn selbst wenn ich bis über beide Ohren in Sie verliebt wäre, würde der Nächste, mit dem Sie reden, Sie wahrscheinlich hassen. Also, ich mag braune Augen, und er mag blaue oder sowas. Also, dann sind Sie erledigt! Weil Sie eigentlich denken: „Ich muss *akzeptiert* werden! Ich muss mich intelligent verhalten!" Tja, warum?

K-63: [Sehr ernst und nachdenklich] Stimmt.

T-64: Verstehen Sie?

K-64: Ja.

T-65: Nun, wenn Sie diese Lektion lernen, dann hatten Sie eine sehr wertvolle Sitzung. Weil Sie sich *nicht* verstören müssen. Wie ich bereits gesagt habe, wenn ich der Ansicht wäre, dass Sie die übelste Kreatur sind, die es gibt, tja, dann ist das meine *Meinung*. Und darauf habe ich ein Recht. Aber macht Sie das zu einem Stück Dreck?
K-65: [Nachdenkliches Schweigen]
T-66: *Macht* es das?
K-66: Nein.
T-67: *Was* macht Sie zu einem Stück Dreck?
K-67: Zu *denken*, dass Sie es machen.
T-68: Das ist richtig! Ihre *Überzeugung*, dass Sie eins sind. Das ist das Einzige, das das überhaupt schaffen kann. Verstehen Sie? Sie steuern Ihr Denken. Ich steuere *mein* Denken – meine Überzeugung über Sie. Aber das muss keine Auswirkungen auf Sie haben. Sie steuern *immer* das, was Sie denken. Und Sie glauben, dass Sie es nicht tun. Lassen Sie uns auf diese Depression zurückkommen. Die Depression, wie ich schon sagte, entspringt der Selbstbestrafung. Daher kommt sie. Wofür bestrafen Sie sich eigentlich?
K-68: Weil ich dem nicht entsprechen kann – es gibt einen grundlegenden Konflikt zwischen dem, was Leute zu glauben scheinen, was ich bin, und was ich denke, was ich bin.
T-69: Richtig.
K-69: Und vielleicht ist es nicht fair, anderen Leuten die Schuld zu geben. Vielleicht dränge ich mich in eine Führungsrolle. Aber, auf jeden Fall habe ich im Moment das Gefühl, dass ich mein ganzes Leben lang gezwungen worden bin, etwas zu sein, was ich nicht bin. Und je älter ich werde, desto schwieriger diese *Fassade*, ehm, dieses *Bild*, ehm – dass der Firnis immer dünner und dünner und dünner wird, und ich kann es einfach nicht mehr.
T-70: Nun, aber eigentlich, ja. Ich fürchte, Sie haben nicht ganz recht. Denn komischerweise geschieht fast das Gegenteil. Sie werden in diese Rolle gedrängt. Das ist richtig: Es ist eine Art Führungsrolle. Ist das korrekt?
K-70: Ja.
T-71: Und *sie* denken, dass Sie diese Rolle ausfüllen?
K-71: Normalerweise tun das alle.
T-72: Und zufällig haben sie *recht*.
K-72: Aber es verlangt mir immer mehr ab.
T-73: Weil Sie etwas anderes nicht machen. Sehen Sie, Sie erfüllen *ihre* Erwartungen an Sie. Denn offensichtlich würden sie nicht denken, dass Sie eine Führungspersönlichkeit sind, sie würden denken, dass Sie nichts sind, wenn Sie sich wie eine Nicht-Führungspersönlichkeit verhalten würden. Also erfüllen Sie ihre Erwartungen. Aber Sie erfüllen nicht Ihre eigenen idealistischen und unmöglichen Erwartungen an eine Führungsrolle.

K-73: [Am Rande der Tränen] Nein, ich denke, das mache ich nicht.
T-74: Sehen Sie, das ist der Punkt. Daher *machen* Sie Ihre Sache in ihren Augen tatsächlich gut – was Ihren Job angeht. Aber Sie sind kein Engel, Sie sind nicht *perfekt*! Und das *sollten* Sie sein, wenn Sie eine Führungsrolle *richtig* ausfüllen wollen. Und daher sind Sie ein *Bluff*! Verstehen Sie? Also, wenn Sie diese verrückten Erwartungen an Sie selbst aufgeben und zu ihren Erwartungen zurückkehren, haben Sie überhaupt keine Probleme. Denn offenbar machen Sie Ihre Sache in ihren Augen und nach *ihren* Erwartungen gut.
K-74: Nun, das habe ich nicht. Ich musste, musste eine sehr erfolgreiche Position aufgeben. Und als ich ging, meinten sie immer noch, dass ich Erfolg gehabt hätte. Aber ich konnte einfach nicht weitermachen –
T-75: „Weil ich muss, ich muss *wirklich* eine Führungsperson in *meinen* Augen sein, ziemlich perfekt sein." Verstehen Sie, „Wenn ich die Welt zufriedenstelle, aber weiß, dass ich nicht gut gearbeitet habe, oder weniger gut, als ich *sollte*, dann bin ich ein Pfuscher! Und wenn sie mir nicht auf die Schliche gekommen sind, dann macht mich das zu einem *doppelten* Pfuscher. Weil ich ihnen vorgaukle, dass ich kein Pfuscher bin, wo ich doch in Wirklichkeit einer bin!"
K-75: [Lacht zustimmend, wird dann ernst] Stimmt.
T-76: Aber das sind alles Ihre dummen Erwartungen. Es sind nicht sie. Und komischerweise machen Sie – selbst mit Ihrer *Behinderung*, also der Depression, der Selbstmissbilligung usw. – Ihre Sache erstaunlich gut. Stellen Sie sich vor, was Sie *ohne* diese verrückte Behinderung bringen könnten! Sehen Sie, Sie stellen sie zufrieden, während Sie einen Großteil Ihrer Zeit und Ihrer Energie darauf verwenden, sich selbst zu geißeln. Stellen Sie sich vor, was Sie ohne die Selbstgeißelung machen könnten! Können Sie das sehen?
K-76: [Von ihrer üblichen Neigung zu Selbstvorwürfen abgebracht und zumindest vorübergehend überzeugt, spricht sehr vielsagend] Ja.

Der aktiv-direktive Charakter dieser Sitzung wird sehr deutlich. Von Anfang an setzte ich (AE) Humor ein, um die Klientin dazu zu ermuntern, sich mehr zu entspannen und ihre Befürchtungen zu mindern (T-5). Gelegentlich drückte ich mich übertrieben und witzig aus (T-54), um eine realistischere und weniger von Schrecken erfüllte Perspektive zu entlocken (K-54, K-55). Die ganze Sitzung hindurch war ich konsequent direkt, ehrlich und geradeheraus (T-7) und legte die Übertreibungen, irrationalen Überzeugungen und unlogischen Sprünge der Klientin offen (T-6). Ich entwarf Worst-Case-Szenarien (T-9, T-15) und machte deutlich, wo die Klientin die beständige Neigung zeigte, auf ihr „Sollte" zurückzugreifen (T-16, T-29). Ich vermittelte ihr realistische Hoffnungen und Optimismus (T-10), dass sie sich gesündere Umgangsweisen aneignen kann.

Ich lud sie ein, sich auf wesentliche Probleme zu konzentrieren, präsentierte immer wieder die rationale Perspektive (T-28) und benutzte beispielhaft gesunde, nicht fordernde Sprache (T-29). Ich verdeutlichte den Unterschied zwischen bevorzugen und fordern (T-30, T-35) und zwischen rational und irrational (T-54). Ich deckte die Wurzeln für Saras emotionale Störung auf (T-40, T-51) – für ihre Depression (T-12, T-16, T-68) und Angst (T-49). Noch mehr Humor sorgte für eine angenehme Atmosphäre und ein harmonisches Verhältnis (T-32). Ich ermunterte die Klientin dazu, ihre Aufmerksamkeit auf die Einschätzung ihrer Denkweisen zu richten (T-14, T-56), und überprüfte immer wieder ihr Verständnis der Theorie (T-35, T-60, T-67) und ihr Verständnis, wie sie selbst ihre Störungen hervorrief. Ich deckte weiterhin ihre Forderungen und ihr Bedürfnis nach Bestätigung (T-53) und weitere ihrer irrationalen Überzeugungen (T-63) auf. Ich machte ihr ihre unrealistischen Erwartungen an sich selbst (T-73), ihre perfektionistischen Forderungen (T-75) und ihre Selbst-Geißelung klar (T-76). Ich vermittelte ihr Klarstellungen und Ermutigung (T-76).

In einer kurzen 15-minütigen Sitzung wurde Sara bewusst, was sie tat, um ihre Störungen hervorzurufen. Ihr wurde die realistische Hoffnung vermittelt, dass sie ihre Neigung dazu würde verändern können. Sie lernte einige der wesentlichen Prinzipien der REVT und erfuhr, wie sie ihre dysfunktionalen Gedanken und Gefühle mithilfe der Disputation ihrer irrationalen Vorstellungen verändern und durch rationale Philosophien ersetzen könnte.

Ich deckte die selbstschädigenden Vorstellungen der Klientin gnadenlos auf, stellte sie beherzt infrage, unterwies sie in der gesunden Herangehensweise und ermutigte sie und drückte mein Vertrauen in ihre Fähigkeit aus, ihre dysfunktionalen Gedanken, Gefühle und Verhaltensweisen zu ändern. Ich brachte ihr bedingunglose Akzeptanz entgegen, ohne auch ihre schädigenden Tendenzen zu akzeptieren, und der Unterschied zwischen beidem wurde deutlich. Ehrlichkeit und Humor schufen ein gutes Verhältnis. Meine Fähigkeit, ihre Ansichten und Überzeugungen vorherzusehen, um sie dann infrage zu stellen, trug ebenfalls zu dem positiven Verhältnis bei, weil es der Klientin das Gefühl gab, verstanden zu werden. Ich erledigte nicht die ganze „Arbeit“, sondern stellte Sara regelmäßig Fragen, die ihr die Möglichkeit gaben nachzudenken, wie sie selbst zu ihrer Verstörtheit beitrug. Ihre Antworten zeigten, dass sie verstand, was ich ihr mitteilte. Philosophie und Methode der REVT wurden konsequent vermittelt, um sie in die Lage zu versetzen, ein solides Verständnis der Techniken aufzubauen. Auf diese Weise würde sie sie auf künftige dysfunktionale Denkweisen, Gefühle und Verhaltensweisen anwenden können, die sie an sich erlebte. Die Sitzung beschäftigte sich also nicht nur mit den Problemen, die von Therapeut und Klientin thematisiert wurden. Wenn sie in ihren Bemühungen nicht nachließ und das anwandte, was sie gelernt hatte, würden bleibende Veränderungen möglich sein.

Depressive Störungen

Der Einsatz der aktiv-direktiven Theorie und Praxis der REVT bei schwer depressiven und möglicherweise suizidalen Menschen, empfiehlt sich aus mehreren Gründen. Tief depressive Zustände, vor allem bei Klienten mit endogener Depression (mit biochemischen Faktoren), brauchen normalerweise viel länger, bevor sich Veränderungen einstellen (Ellis 2001b).

Bei einer ersten Begegnung mit Klienten mit Depression ist es empfehlenswert, dass der Therapeut aus dem, was er vorfindet und was er aus ihrer Geschichte (und der ihrer Familie) schließen kann, bestimmt, ob sie hauptsächlich auf Widrigkeiten wie einen schweren Verlust, ein Trauma oder eine Behinderung reagieren (reaktive Depression) oder ob sie sich plötzlich „aus heiterem Himmel“, ohne erkennbaren Grund, deprimiert fühlen, keine Energie und kein Interesse am Leben und an Aktivitäten haben. Wenn das der Fall ist, leiden sie womöglich an endogener Depression. Der Therapeut erkundigt sich nach aktuellen oder in der Vergangenheit verschriebenen Medikationen für emotionale und andere Probleme. Wenn die Vermutung naheliegt, dass es sich um eine endogene Depression handelt, gilt es, weitere Informationen über ihre persönliche Geschichte und die ihrer Familie zu bekommen. Ebenso wird diskutiert, ob es ratsam ist, eine psychopharmakologische Einschätzung durch einen Psychiater einzuholen und Antidepressiva und mögliche andere angemessene Medikationen einzusetzen. Viele Klienten wehren sich gegen die Behandlung mit Arzneimitteln. Wenn das der Fall ist, erklären wir ihnen in der Sitzung, dass wir die „REVT für sich genommen“ beginnen, die durchaus gut wirken kann, wenn sie sie *energisch* und *konsequent* anwenden. Wenn der Klient zu gestört zu sein scheint, um von der Therapie allein zu profitieren, machen wir zu einem späteren Zeitpunkt deutlich, dass zusätzlich zur Therapie eine medikamentöse Behandlung sehr wahrscheinlich ratsam ist. Nonfunktionale und suizidale Klienten bedürfen der psychiatrischen Behandlung und in einigen Fällen eine stationäre Aufnahme in eine Klinik.

Unabhängig davon, ob ein Klient mit Arzneimitteln behandelt wird oder nicht, gehen wir meist so vor, dass wir die gewählten und selbst erschaffenen irrationalen Überzeugungen aufdecken, die die reaktive Depression wahrscheinlich hauptsächlich initiiert haben – absolutistische „Sollte“- und „Muss“-Forderungen und andere grandiose Forderungen an das Selbst, an andere und an äußere Bedingungen. Wir erläutern kurz, was die ABC der emotionalen Störungen bedeuten. Wir zeigen dem Klienten, wir er irrationale Überzeugungen eigenständig erkennen und selbst-depressives Insistieren aktiv disputieren, sie dabei erheblich reduzieren und zu gesunden Präferenzen umwandeln kann.

Klienten, die an Depressionen leiden, haben häufig zwei sehr stark schwächende „Muss"-Forderungen. Erstens: „Ich muss wichtige Aufgaben gut erfüllen und Bestätigung von den Leuten erfahren, die ich wichtig finde, sonst bin ich ein *unzulänglicher, wertloser* Mensch." Diese Art des Self-Downing ist bei depressiven Menschen besonders häufig zu beobachten. Zweitens: „Leute und Bedingungen, mit denen ich lebe, *müssen* mich *unbedingt* rücksichtsvoll und fair behandeln, mir geben, was ich *wirklich* will, und mich nur selten ernsthaft frustrieren! Sonst *kann ich es nicht aushalten*, mein Leben ist *schrecklich,* und ich kann es überhaupt nicht genießen."

Es kommt ausgesprochen selten vor, dass Klienten mit depressiven Tendenzen und Gefühlen diese beiden wesentlichen dysfunktionalen Überzeugungen oder eine oder mehrere ihrer zahllosen Variationen nicht haben. Selbst wenn sie an endogener Depression leiden, ermuntert ihr biochemisches System sie, verquer zu denken, sodass ihre miteinander verknüpften Gedanken, Gefühle und Verhaltensweisen alle zu ihrer düsteren Stimmung beitragen.

In der ersten oder den ersten beiden Sitzungen werden die irrationalen Überzeugungen der Klienten identifiziert, und wir beginnen, ihnen zu zeigen, wie sie ihre selbst-sabotierenden Überzeugungen aufspüren und disputieren können. Außerdem erkunden wir die Möglichkeit, dass sie wegen ihrer Depression deprimiert sind. Wenn sie dieses sekundäre Symptom haben, zeigen wir ihnen zunächst, wie sie ihre Verstörtheit über die Depression reduzieren können. Im nächsten Schritt geht es dann darum, die ursprüngliche Depression zu reduzieren oder zu beseitigen. Viele Klienten haben mit dem sekundären Symptom weniger Probleme als mit dem primären. Wie bei anderen Störungsbildern bekommen depressive Klienten normalerweise eine Reihe kognitiver, emotiver und behavioraler Methoden an die Hand, die ihnen helfen, ihre Störung und auch die Störung über diese Störung zu mindern. Welche Methoden ausgewählt und ausprobiert werden, hängt von den einzigartigen Eigenschaften eines jeden Menschen ab. Die REVT-Techniken variieren von einem Klienten zum nächsten. Wie lange es braucht, bis eine Depression überwunden ist, hängt von mehreren wichtigen Faktoren ab:

1. wie sehr sich Klienten selbst durch ihre irrationalen Überzeugungen deprimieren und wie lange sie schon depressiv sind,

2. ob ihr biochemisches System eine schwere Instabilität aufweist,
3. von Art, Ausmaß und Beständigkeit der Widrigkeiten in ihrem Leben.

Obwohl die Klienten relativ wenig Kontrolle über diese Faktoren haben, können sie wählen, wie sie über die Widrigkeiten, die Auswirkungen auf sie haben, denken, fühlen und handeln. Der Mensch hat von Anfang an entgegengesetzte Tendenzen. Da ist einerseits die Tendenz zur Störbarkeit und andererseits die Tendenz, selbstschädigende Verhaltensweisen zu ändern und zu korrigieren. Mit der Bewusstheit bekommen wir die Wahlmöglichkeit an die Hand, für welche dieser Tendenzen wir uns entscheiden: ob wir uns konsequent bemühen, dysfunktionale Denkweisen, Gefühle und Verhaltensweisen zu ändern, oder der Tendenz nachgeben, uns weiterhin zu deprimieren und uns wegen dieser Depression zu deprimieren.

Ein ultimatives Ziel – das Ziel der eleganten REVT-Lösung – bestünde darin, die REVT mit Nachdruck und beharrlich einzusetzen, um Gefühle der Depression zu reduzieren, und dann im nächsten Schritt eine tiefgreifende Veränderung auf der philosophisch-emotionalen Ebene zu bewirken, bei der man seine gesunden Ziele, Wünsche und Präferenzen stärkt und absolutistische „Sollte“-, „Muss“- und andere Forderungen verringert. Selbstabwertung, Forderungen und Katastrophisierung – adieu!

Sandy war schwer depressiv, weil sie im Alter von 31 Jahren eine doppelte Brustamputation über sich hatte ergehen lassen müssen und sie als das *Schrecklichste* ansah, was ihr jemals passiert war oder passieren würde. Sie war sich sicher, dass ihr Mann, Tom, sie nicht mehr liebte, weil er ihren Körper abstoßend fand und nicht mehr das sagte, was er früher oft gesagt hatte: „Ich liebe deine Brüste und kann nicht genug von ihnen kriegen. Was für ein Glück ich doch habe!“

Anfangs konnte ich (AE) Sandy nicht davon überzeugen, dass der Verlust ihrer Brüste tatsächlich sehr schlimm war, aber nicht so schlimm, wie er hätte sein können, und nicht *vollkommen* schlimm. Ich wies sie darauf hin, dass sie an Brustkrebs hätte sterben können. Außerdem hatte sie mehrere Talente und Dinge, die ihr großen Spaß machten. Vor allem war sie eine wunderbare Konzertpianistin und genoss diese Beschäftigung. Meine Anti-Verschrecklichungsversuche stießen auf taube Ohren. Weil ich keine Frau sei, so sagte sie, könne ich einfach nicht verstehen, wie *schrecklich* es sei, keine Brüste mehr zu haben. Und ich könne auch nicht verstehen, wie *furchtbar* es für sie wäre, Brustimplantate zu haben, wenn ihre Ärzte das für ratsam hielten. Sie blieb bei ihrem starren Verschrecklichen. Außerdem wäre Tom nie zufrieden, selbst wenn sie Brustimplantate hätte.

An diesem Punkt kam ich mit Sandy und ihrer Depression offenbar nicht weiter. Ich versuchte es noch einmal. Ich machte ihr deutlich, dass ihr Beharren darauf, sich wegen ihrer doppelten Brustamputation depressiv zu machen, wahrscheinlich dazu führen würde, dass Tom *wegen* ihrer Depression das Interesse an ihr und an Sex mit ihr verlieren würde. Außerdem machte ihre Weigerung Sinn, Antidepressiva zu nehmen, weil sie nicht an endogener Depression litt, sondern ihre Depression eine Folge des Verlusts ihrer Brüste war. Daher würden Antidepressiva wahrscheinlich gar nicht wirken. Um sich aus ihrer Depression zu befreien und ihre Ehe zu retten, würde sie sich mit ihrer Behinderung vollständig akzeptieren müssen. Drunter war es nicht zu machen!

Sandy brachte es schließlich zu bedingungsloser Selbstakzeptanz, auf indirektem Weg, um ihre Ehe zu retten, statt auf dem direkteren Weg, um sich selbst zu retten. Sie las einige meiner Bücher über Akzeptanz, erklärte Selbstakzeptanz zu ihrem wichtigsten Ziel und schaffte es schließlich, wie gesagt. In ihrem letzten Konzert hatte sie (vor allem wegen ihrer Depression) schlecht gespielt, sie akzeptierte sich ganz und gar mit ihrer mittelmäßigen Leistung und erkannte, dass es ihr gelang. Dann schloss sie sich mit ihrer flachen Brust in die Selbstakzeptanz ein. Schließlich erkannte sie, dass sie sich selbst dann noch akzeptieren konnte, wenn Tom sie verlassen würde. Drei entscheidende Aspekte der Selbstakzeptanz! Sandy bedauerte, war aber nicht depressiv, und sie und Tom lebten weiter ihr gutes Leben. Ihr nächster Konzertauftritt war einer der besten, den sie bisher gegeben hatte.

In einem Buch, an dem wir gerade schreiben, gehen wir auf den Einsatz rationaler Bewältigungsphilosophien bei Depressionen, Angst und Wut ein. DJE wird das Buch beenden, das vor dem Tod von AE im Jahr 2007 begonnen wurde. Hier seien nur einige Beispiele für rationale Bewältigungsphilosophien genannt, die zusätzlich zu anderen REVT-Techniken jenen Menschen helfen können, die sich wegen unglücklicher Ereignisse deprimieren. Sie sollten häufig und mit Nachdruck wiederholt werden.

- „Es ist schlimm, aber es könnte schlimmer sein."
- „Es ist schlimm, aber es könnte viel schlimmer sein."
- „Es ist schlimm, aber es ist nicht schrecklich."
- „Es ist schlimm, aber ich kann trotzdem noch glücklich sein."
- „Es ist schlimm, aber das Leben geht weiter."
- „Es ist schlimm, aber nicht so schlimm!"
- „Es ist schlimm, aber ich lebe noch und versuche es weiter."
- „Es ist schlimm, aber anderen geht es schlechter als mir."

- „Es ist schlimm, aber ich kann auch etwas Gutes daran finden."
- „Es ist schlimm, aber ich kann dadurch, dass ich das erlebe, etwas Gutes lernen."
- „Es ist schlimm, aber Schwierigkeiten wie diese können mich widerstandsfähiger machen."
- „Es ist schlimm zu versagen, aber ich habe auch Erfolge."
- „Es ist schlimm, aber es hat auch etwas Witziges, und das macht mir Spaß."
- „Es ist schlimm, aber ich kann einen Kompromiss eingehen und etwas Gutes dabei herausholen."
- „Es ist schlimm, aber ich kann es trotzdem verwenden."
- „Es ist schlimm, zu spät zu kommen, aber besser zu spät als nie."

Jessica hatte schwer depressive Stimmungen, weil sie ihre Collegeausbildung nicht abgeschlossen hatte und sich deswegen ständig Vorwürfe machte. Wenn sie depressiv war, gelobte sie anfangs, für sich allein tüchtig zu lernen und einen Abschluss an einer Fernschule nachzuholen. Dann, nachdem sie eines meiner Bücher gelesen hatte, nahm sie sich vor, sich keine Vorwürfe mehr zu machen. Zunächst setzte sie keines dieser Vorhaben um und verfiel immer häufiger in depressive Stimmungen.

Ich (AE) wandte mehrere REVT-Methoden bei Jessica an, aber die, die am besten funktionierte, war, sie eine Liste mit allen Nachteilen ihrer Depression aufstellen zu lassen. Diese Nachteile sollte sie zehnmal am Tag durchgehen. Gleichzeitig sollte sie eine Liste mit den Nachteilen aufstellen, die sich aus der Tatsache ergaben, dass sie Zeit, Geld und Energie darauf verwandte, im Rahmen einer Therapie dagegen anzukämpfen, sich selbst zu verdammen und alles zu verschrecklichen. Sie gab sich selbst ein ganzes Jahr Zeit, mehrere REVT-Methoden anzuwenden, egal wie schwierig sie waren. Im Laufe von zehn Monaten hatte sie es geschafft, ihre depressiven Stimmungen auf gelegentlich auftretende leichte Episoden zu reduzieren. Dass sie sich wegen ihres Therapieerfolgs als „guten Menschen" bezeichnete und nicht als einen Menschen, der einen guten Erfolg gehabt hat, war ein Ausrutscher. Als sie dieses Thema des bedingten Selbstwerts bewältigt hatte, genoss sie ihren Erfolg mit der Technik der Kosten-Nutzen-Analyse (mit der andere Mitglieder ihrer Therapiegruppe keinen Erfolg hatten), ohne sich *selbst* wegen des Erfolgs zu bewerten.

Einer meiner (AE) Klienten, Roderic, setzte ein Beispiel aus einem meiner REVT-Bücher geschickt ein. Bei dem Fall, den ich beschrieb, ging es um einen schwer depressiven Mann, Will, der mehrere Jahre wirkungsloser Therapie hinter sich hatte, als er für zwölf REVT-Sitzungen zu mir kam. Seine erste Erfahrung mit REVT machte er bei einem meiner regelmäßigen Friday-Night-Workshops, als er als Freiwilliger vor einem Publikum von 150 Leuten über seine Probleme sprach.

Wie üblich zeigte ich Will während seiner öffentlichen Sitzung, dass eines seiner Probleme darin bestand, dass er sich für seine Tendenz, bei der Arbeit Aufgaben vor sich herzuschieben, scharf kritisierte. Ich machte ihm klar, dass er sich stattdessen mit bedingungsloser Selbstakzeptanz annehmen und das *Aufschieben* verdammen konnte, nicht aber sich *selbst*. Will verstand diese „revolutionäre" Idee sofort, vor allem, als mehrere andere Leute aus dem Publikum berichteten, wie sie ihre Depression durch ihre Arbeit an bedingungsloser Selbstakzeptanz gemindert hatten. Dann kam er für zwölf REVT-Sitzungen und arbeitete konsequent an seiner bedingungslosen Selbstakzeptanz, vor allem mithilfe von rational-emotiven Vorstellungsübungen. Seine Störungen entwickelten sich von einer schweren Depression – neun Punkte auf einer Zehn-Punkte-Skala – hin zu einer mittleren und gelegentlichen Depression – zwei Punkte auf derselben Skala.

Roderic, der für acht REVT-Sitzungen zu mir kam, erzählte mir, dass er sich von seiner schweren Depression halb geheilt fühlte, nachdem er Wills Fall in einem meiner Bücher verfolgt hatte. Bevor er zu mir kam, wandte er rational-emotive Vorstellungsübungen an, so wie Will es getan hatte, und sie halfen ihm sehr. Bei seinen acht Sitzungen bei mir standen ebenfalls die bedingungslose Selbstakzeptanz und der Kampf gegen das Verschrecklichen im Vordergrund, doch obwohl er Will nie begegnete und nie zu meinen Friday-Night-Workshops kam (weil er ein orthodoxer Jude war und daher freitags keine Reisen unternahm), bestand er darauf, dass er mit Will als Vorbild einen guten Einstieg in seine Therapie hatte.

Wie hilfreich es sein kann, ein „lebendiges" Vorbild oder eines aus unseren Büchern (oder denen anderer Autoren) nachzuahmen, haben uns viele Leute bestätigt, die sagten, sie hätten sich auf diese Weise sehr gut selbst bei ihren emotionalen Problemen helfen können.

Julia, eine 34-Jährige mit Depressionen, widersprach zunächst entschieden, als ich (AE) ihr zeigte, dass ihr bedingter Selbstwert, den sie sich für ihre Intelligenz und ihre schriftstellerischen Fähigkeiten zusprach, ein großes Hindernis bei der Arbeit an wirklich bedingungsloser Selbstakzeptanz darstellte. Als ich ihr jedoch immer wieder verdeutlichte, wie schädigend ihre selbst-schützenden Entschuldigungen und Ausflüchte waren, und ihr strenges Self-Downing (meist dafür, dass sie depressiv war) gnadenlos zerfetzte, gingen ihr schließlich die Augen auf, und sie wurde ihrerseits noch gnadenloser in ihren Attacken auf ihren bedingten Selbstwert. Sie entschuldigte sich für ihre anfänglichen Angriffe auf meine Direktheit und meine Eindringlichkeit und sagte, dass sie ihre schädigenden Lobeshymnen auf sich *selbst* anstelle von Stolz auf ihre *Leistungen* ohne sie nie durchbrochen hätte.

Ich habe zahlreiche Briefe von früheren Klienten, die mir sagten, sie seien geradezu schreckensstarr gewesen angesichts meiner anfänglichen heftigen Attacken auf ihre verqueren Denkweisen, Gefühle und Verhaltensweisen. Irgendwann, manchmal Jahre, nachdem sie bei mir in Therapie gewesen waren, begriffen sie die Gründe für meine „Attacken", fingen an, ihre eigenen Widerstände mit Entschiedenheit zu zerrupfen, und ihr Zustand besserte sich enorm. Selbstverständlich höre ich nur selten von früheren Klienten, die sich immer noch dagegen wehren, dass ich ihnen energisch beigebracht habe, wie man energisch ist. Es wäre interessant zu erfahren, ob sie es schließlich kapiert haben!

Ich wandte die Technik der rationalen Vorstellungsübungen bei einem selbstmordgefährdeten Mann namens Gregory an, der einen Versuch unternommen hatte, sich umzubringen und seiner Depression ein Ende zu setzen. Er bekam Antidepressiva und hatte immer noch Momente, in denen er an Selbstmord dachte. Ich zeigte ihm, dass er sich selbst einredete, das Leben sei hoffnungslos, dass er nicht als schlecht bezahlter Hausmeister arbeiten *dürfe* und dass er vollkommen wertlos sei. Wenn er sich selbst mit seinen Schwächen annehmen könne, so sagte ich ihm, dann wäre er viel weniger depressiv. Gregory meinte, das sei wahrscheinlich richtig, aber er könne sich ganz sicher nicht selbst annehmen, solange er schlecht bezahlte Jobs wie den als Hausmeister habe, staatliche Unterstützung erhalte und Schulden habe. Als ich sah, wie hartnäckig er an seinem depressiven Zustand festhielt, gab ich ihm eine rationale Vorstellungsübung.

AE: Schließen Sie die Augen und denken Sie an eines der schlimmsten Dinge, das Ihnen passieren könnte: Sie bekommen keinen anderen Job als den als Hausmeister, den Sie jetzt haben, die Mieter und der Vermieter brüllen Sie ständig an und sagen Ihnen, dass Sie nichts taugen, und von dem, was Sie im Monat verdienen, können Sie kaum leben und Ihre Schulden abbezahlen. Können Sie sich lebhaft vorstellen, dass das passiert?
Gregory: Vorstellen? Das ist die Wirklichkeit! Ich habe mehrere Hundert Dol-

lar Schulden. Ich konnte diesen Monat nur knapp meine Lebensmittelrechnungen begleichen.

AE: Gut! Stellen Sie sich lebhaft vor, wie diese Situation immer schlimmer wird.

Gregory: Oh, ja, das tut sie!

AE: Prima. Sie lassen sich wirklich auf diese Technik ein. Nun, wie *fühlen* Sie sich, wenn Sie sich vorstellen, dass diese schlimme Situation immer weiter anhält?

Gregory: Total elend. Deprimiert. Ich denke wieder daran, mich umzubringen. [An diesem Punkt zeigte das Publikum bei meinem Friday-Night-Workshop einige Unruhe.]

AE: Das ist schlecht, aber spüren Sie es, so sehr Sie können. Fühlen Sie sich ganz niedergeschlagen und deprimiert. Fühlen Sie sich hoffnungslos, hoffnungslos. Fühlen Sie sich richtig wertlos und deprimiert. Fühlen Sie es, fühlen Sie es, lassen Sie es sich richtig fühlen.

Gregory: Oh, ja, das mache ich. Wirklich. Ich bin ein hoffnungsloser Wicht. Was soll das alles?

AE: Sie arbeiten wirklich gut mit dieser Technik! Und dann auch noch vor Publikum. Noch einmal: Fühlen Sie sich richtig niedergeschlagen und deprimiert.

Gregory: Ich könnte mich nicht schlimmer fühlen.

AE: Sie machen wirklich gut mit! Sie haben Mut, das gefällt mir! Fühlen Sie sich sehr hoffnungslos und deprimiert. Laufen Sie nicht davor weg, unterdrücken Sie es nicht. Und nun behalten Sie dieses negative Bild von Ihrer erbärmlichen Arbeitsstelle und Ihrer Armut weiterhin im Kopf und bringen Sie sich dazu, sehr frustriert zu sein und es zu bedauern, aber nicht, *nicht* deprimiert zu sein. Wie jeder andere Mensch auch können Sie Ihre Gefühle steuern. Also, mit diesem trostlosen Bild, das Sie sich vorstellen, machen Sie, dass Sie sich sehr traurig und voller Bedauern fühlen, aber nicht deprimiert.

Der Freiwillige schwieg. Offensichtlich bemühte er sich, seine Gefühle zu ändern, doch es gelang ihm nicht.

AE: Okay, versuchen Sie es weiter. Es ist schwierig, aber Sie können das schaffen. Machen Sie es, dass Sie *nur* großes Bedauern spüren, was ein gesundes Gefühl ist, sich aber nicht hoffnungslos und deprimiert fühlen. Sich hoffnungslos und deprimiert fühlen ist ungesund und hilft Ihnen nicht. Sie können das, Sie können das! Sagen Sie es mir, wenn Sie das gemacht haben.

Gregory: [Nach weiteren zwei Minuten des Schweigens] Ich glaube, ich habe es gemacht.

AE: Prima. *Wie* haben Sie das gemacht? Was haben Sie getan, um Ihre Gefühle zu ändern?
Gregory: Also, ich habe mir erst gesagt: „Mist, so ist es früher schon gewesen, aber es ändert sich bestimmt und wird besser, so wie in der Vergangenheit."
AE: Ja? Was noch?
Gregory: Also,bei etwas, was Sie vorhin gesagt haben, da ist mir ein Gedanke gekommen. Sie sagten, dass ich mich mit meinen Schwächen, selbst mit meiner Depression, annehmen könnte. Ich könnte mich als jemand sehen, der okay ist, selbst wenn ich niedergeschlagen und deprimiert bin.
AE: Warum könnten Sie das?
Gregory: Weil, wie Sie sagten, mein Wert für mich selbst nicht von meinem Wert für andere Leute abhängt.
AE: Nicht, wenn Sie nicht *denken*, dass er es tut.
Gregory: Nein, nicht wenn ich nicht denke, dass er es tut. [An diesem Punkt klatschte das Publikum laut.]
AE: Toll. Sie haben es wirklich kapiert. Aber wahrscheinlich nur so grade eben. Sie haben Ihre Sache sehr gut gemacht. Aber ich möchte, dass Sie wirklich fest glauben, was Sie gerade gesagt haben.
Gregory: Oh, das würde ich gerne.
AE: Prima. Ich möchte, dass Sie diese rationale Vorstellungsübung jeden Tag machen, 30 Tage lang. Diesmal hat es nur ein paar Minuten gedauert. Machen Sie das also für die nächsten 30 Tage. Stellen Sie sich erst das Schlimmste vor – wie Sie es eben getan haben. Dann machen Sie, mit demselben traurigen Bild vor Augen, dass Sie sich auf gesunde Weise voller Bedauern und Frustration, aber *nicht* deprimiert fühlen.
Gregory: Voller Bedauern und frustriert, nicht deprimiert.
AE: Genau. Einmal am Tag, an 30 aufeinanderfolgenden Tagen. Bis Sie sich selbst trainieren – ja, sich selbst trainieren –, sich voller Bedauern und frustriert statt deprimiert zu fühlen, bis Sie sich nach einer Weile automatisch und unbewusst so fühlen. Sind Sie bereit, das zu tun?

Der Freiwillige versprach, so vorzugehen. Nach einigen Wochen sprach ich mit seinem Psychiater, der sagte, sein Zustand habe sich erheblich gebessert – er sei bisweilen immer noch depressiv, aber nicht suizidal.

Rationale Vorstellungsübungen funktionieren nicht immer. Manche Leute machen sie beiläufig oder nur für ein paar Tage, und dann hören sie wieder auf. Wenn sie sie jedoch mit Nachdruck machen und 10 oder 20 Tage dabei bleiben, erzielen sie oft gute Ergebnisse. Vor allem glauben und fühlen sie die Philosophie der bedingungslosen Selbstakzeptanz, wie der Freiwillige, Gregory, es zu tun schien.

Extreme Wut

Auch bei der Entwicklung von extremer Wut und extremem Zorn stellen selbstschädigende Forderungen die Wurzel allen Übels dar, vor allem die drei wichtigsten „Muss"-Forderungen:

1. „Ich muss unbedingt gute Leistungen bringen, sonst bin ich ein unzulänglicher Mensch."
2. „Ihr müsst mich unbedingt freundlich und fair behandeln, sonst seid ihr verdammenswürdig."
3. „Ich muss unbedingt unter angenehmen Umständen leben, sonst ist das Leben schrecklich, und ich kann es nicht aushalten."

Robert ist ein männlicher Weißer aus einer gut situierten Mittelschichtfamilie. Seine Familie ist christlichen Glaubens, obwohl er selten zur Kirche geht. Er bezeichnet sich selbst als „weitgehend atheistisch". Als Jugendlicher war Robert größer als die meisten anderen Kinder und neigte dazu, sie zu schikanieren. Er machte die Erfahrung, dass es meist ausreichte, den anderen Kindern seine Wut zu *zeigen*. Sobald sie sahen, dass er richtig wütend auf sie war und dann seine Größe in Betracht zogen, ließen sie sich von ihm einschüchtern, ohne dass er handgreiflich werden musste. Auf diese Weise übte er, die Zähne zu zeigen, und wurde gut darin.

Als 28-jähriger Erwachsener hatte Robert seine Wutphasen weitgehend eingestellt, doch als die Wut wieder auftauchte, fraß sie ihn geradezu auf. Sie lenkte ihn ab und hielt ihn daher von seinem Jurastudium ab. Außerdem führte sie dazu, dass viele Leute ihn für „verrückt" hielten. Nach einigen Monaten der REVT hatte er fast keine Wutphasen mehr. Mit der Hilfe des Therapeuten gelang es ihm, die Forderungen zu identifizieren, die seine Wut erzeugten. Er bemühte sich, sie mit Nachdruck zu disputieren, und wiederholte oft die rationalen Präferenzen, die an ihre Stelle getreten waren.

Leider geschah es dann, dass Robert, der sehr gut aussah, bei seinen Mitstudenten Vorbehalte schürte, weil er es zuließ, dass Frauen – Jurastudentinnen und Dozentinnen – ihn bevorzugten und Affären mit ihm hatten. Er mochte die sexuellen Gefälligkeiten, die ihm geboten wurden, doch er hasste seine männlichen und weiblichen Kritiker und dachte, dass sie „ohne jeden Grund" voreingenommen gegen ihn seien. Vor allem hasste er zwei seiner eifersüchtigen Dozentinnen, die auf ihn herabsahen, weil er eine Affäre mit einer seiner ehemaligen Dozentinnen hatte. Als die beiden eifersüchtigen Dozentinnen ihm schlechte Noten gaben, fing er wieder an, vor Wut zu schäumen.

Als ich (AE) Robert in der Therapie sah, beharrte er darauf, dass seine Eignung für die Juristerei so gut sei wie eh und je. Daraus folgte, dass die beiden eifersüchtigen Dozentinnen „überhaupt kein recht hatten", sein Talent nicht angemessen zu würdigen und ihm seine wohlverdienten guten Noten zu verweigern. Diese beiden Frauen nahmen sich jedoch aus purer Widerborstigkeit das Recht heraus, das sie angeblich nicht hatten, und gaben ihm mittelmäßige Noten. Robert schäumte weiter. Er sagte, die beiden Dozentinnen wüssten sehr wohl, wie wütend er auf sie sei, und schienen ihm deswegen das Leben besonders schwer machen zu wollen. Eine von ihnen benotete seine Seminararbeit mit B, wo sie doch ein glattes A verdient hätte. Robert fühlte sich wütend.

Ich half Robert zu erkennen, dass Eifersucht und Ungerechtigkeit weit verbreitete Varianten menschlicher Einstellungen und Verhaltensweisen sind und dass er sie mit seiner Wut bestenfalls noch schlimmer machen würde, wie es bei den beiden Dozentinnen ja bereits geschehen war. Wut hilft nicht gegen Voreingenommenheit – ganz im Gegenteil!

An diesem Punkt beschloss Robert, seine Taktik den eifersüchtigen Dozentinnen gegenüber zu ändern. Obwohl er sie wirklich unfair fand, verhielt er sich ihnen gegenüber nicht feindselig und machte ihnen sogar Komplimente. Er arbeitete weiterhin fleißig an seinen Seminararbeiten. Beide Dozentinnen begannen, ihm die Noten zu geben, die er „wirklich verdiente", und am Ende des Semesters bekam er in beiden Kursen seine Note A.

Was noch besser war: Robert erkannte, dass seine Wut ihn lähmte und er wie besessen war von der „Niedertracht" der Dozentinnen. Es war kindisch. Also gab er sie auf, wie er es schon einmal gemacht hatte, als er erwachsen wurde und aufhörte, seine Mitschüler mit seiner Wut einzuschüchtern. Er schaffte es nicht ganz, den beiden Dozentinnen gegenüber bedingungslose Akzeptanz anderer walten zu lassen, aber er hörte auf, sich selbst wegen ihrer Niedertracht verrückt zu machen.

Robert hatte den ernsthaften Wunsch, seinen Wutphasen ein Ende zu setzen, nachdem er sie einmal in den Griff bekommen hatte, um dann in diese schädliche Gewohnheit zurückzufallen. Er unternahm die folgenden, von der REVT empfohlenen Schritte zur Rückfallprävention:

- Er erkannte an, dass er wieder mit seinen Wutphasen angefangen hatte, nachdem er sie zeitweilig aufgegeben hatte.
- Er bewertete seine Wut als etwas, das ihm und seinen Beziehungen schadete, rügte sich aber nicht dafür, dass er sie empfand. Er kritisierte sein wütendes Schäumen, nicht aber sich selbst. Er verdammte sich nicht – nur sein Verhalten.

- Er suchte nach den irrationalen Überzeugungen, die hinter seiner Wut lagen. „Sie dürfen mich überhaupt nicht unfair behandeln", „Ihre Ungerechtigkeit ist absolut unverzeihlich", „Sie sind komplette Miststücke!", „Ich kann ihre unfaire Behandlung nicht aushalten. Ich kann an nichts anderes denken!"
- Er verwandelte seine gottgleichen Forderungen in realistische Präferenzen. „Sie haben als fehlbare Menschen *durchaus* das Recht, mich unfair zu behandeln. Es muss nicht immer gerecht zugehen!", „Egal wie unfair sie sind, kann ich ihr unfaires Verhalten aushalten, ohne sie als Personen völlig zu verdammen", „Wenn ich mich weiter in Rage bringe wegen ihres gemeinen Verhaltens, wird es mir immer im Kopf herumgehen. Aber ich kann es aushalten, ohne es zu mögen."
- Er disputierte seine irrationalen Überzeugungen energisch und beharrlich: „Leider *müssen* sie mich unfair behandeln, sie können nicht anders!", „Ihr unfaires *Verhalten* ist falsch, aber manchmal sind sie auch fair und nicht komplette Idioten", „Wenn ich sehe, dass ich gemeines Verhalten aushalten *kann*, beschäftige ich mich mit angenehmeren Dingen und höre auf, wie besessen darauf herumzureiten."
- Er sah sich nach den vielen guten Dingen in seinem Leben um und griff sie zielstrebig auf, um eine nützliche, glücklichere Existenz zu führen. Er baute Freundschaften auf und kam mit Leuten zusammen, die ähnliche Interessen und Werte hatten wie er. Außerdem gab es Hobbys und Aktivitäten, an denen er großen Spaß hatte.

Niedrige Frustrationstoleranz

Hinter einer niedrigen Frustrationstoleranz steckt die mangelnde Akzeptanz derjenigen Aspekte des Lebens, die man nicht bevorzugt, mag oder will. Sie trägt zu ungesunden emotionalen Zuständen der Wut, des Selbstmitleids und der Depression bei.

Nicht nur Menschen mit Suchtproblemen und Substanzmissbrauch leiden an niedriger Frustrationstoleranz. Man kann sie auch als eine Form der „discomfort anxiety", der Angst vor Unbehagen, betrachten. Viele Leute leiden daran. Zu den typischen irrationalen Überzeugungen, die zur Entstehung einer niedrigen Frustrationstoleranz führen, gehören die folgenden:

- „Es ist ziemlich schwer, dieses Projekt zu machen, das ich angenommen habe. Es *sollte* einfacher sein."
- „Sie ist nicht nur schwer, diese Sache, die ich lieber machen sollte, sie ist *zu* schwer. Das kann ich jetzt nicht."

- „Leute dürfen sich absolut nicht so frustrierend und so schlecht mir gegenüber verhalten, wie sie es machen!“
- „Ich kann große oder länger andauernde Frustration *nicht aushalten*.“
- „Was mir da gerade passiert, ist *total* schlimm – und deshalb ist es *schrecklich*.“
- „Ich kann nichts machen, um mit diesem Horror fertig zu werden, also bringe ich es einfach nicht über mich, mich damit zu befassen.“
- „Ich *muss unbedingt* etwas Erfreuliches finden, das mich von dieser schrecklichen Frustration ablenkt.“
- „Selbst der Gedanke an diese schreckliche Situation verstört mich total, deshalb denke ich nicht daran.“
- „Diese Frustration ist so schlimm, dass ich *überhaupt nicht* glücklich sein kann, wenn ich mich damit befasse.“

Bei der REVT mit Klienten, die mit schweren Angststörungen oder Depression auf Unbehagen und unangenehme Dinge reagieren, kann der Therapeut viele kognitive, emotive und behaviorale Techniken einsetzen. Besonders hilfreich ist es, ihnen das Kosten-Nutzen-Verhältnis ihres Verhaltens aufzuzeigen: Heute geben sie sich angenehmen und vergnüglichen Aktivitäten hin, und morgen müssen sie den bitteren Preis dafür bezahlen. Der Therapeut hilft ihnen, eine lange Liste der Unannehmlichkeiten aufzustellen, die sie sich durch ihr Aufschieben einhandeln und dadurch, dass sie das nicht machen, was sie *nicht aushalten* können. Dabei macht er ihnen klar, dass es zwar recht hart sein mag, beschwerliche Pflichten und Aufgaben heute zu erledigen, weil sie sie „nicht aushalten“ können, dass es aber viel härter ist, sie später zu erledigen. Die Klienten werden darüber hinaus ermutigt, sich ein Beispiel an Leuten mit schweren Behinderungen zu nehmen, die sich trotz aller Widrigkeiten zwingen, produktiv zu sein. Verschiedene emotive Techniken der REVT, z. B. die rationalen Vorstellungsübungen, die Übungen zur Schambekämpfung, energische Bewältigungsaussagen, nachdrückliches Disputieren und Rollenspiele sind ebenfalls hilfreich.

Auf der verhaltensbezogenen Ebene hilft der REVT-Therapeut Klienten mit Angst vor Unbehagen (oder anderen Formen der Angst), in schwierigen Situationen zu bleiben und an ihrer niedrigen Frustrationstoleranz zu arbeiten, bis sie weniger niedrig ist, sich selbst zu bestätigen, wenn sie schwierige Aufgaben, die sie vor sich herschieben, prompt erledigen, sich bisweilen zu sanktionieren, wenn sie sich davor drücken, und zusätzliche Verhaltensmethoden aus dem Repertoire der REVT anzuwenden. Das ultimative Ziel für den REVT-Therapeuten und seine Klienten ist es, die „eleganten“ REVT-Lösungen bei niedriger Frustrationstoleranz zu erreichen und

1. die destruktivsten Aspekte ihrer Angst vor Unbehagen zu minimieren,
2. die Aspekte aufzuspüren und zu reduzieren, über die die Klienten zunächst vielleicht nicht sprechen,
3. ihnen zu helfen versuchen, nur noch selten auf wirklich niedrige Frustrationstoleranz zurückzugreifen,
4. sie zu ermutigen, REVT-Methoden konstruktiv einzusetzen, wenn sie rückfällig werden und sich wieder mit niedriger Frustrationstoleranz das Leben schwer machen,
5. sie zu drängen, sich zu verpflichten, für den Rest ihres Lebens gegen ihre potenziell niedrige Frustrationstoleranz vorzugehen, und
6. sich bedingungslos anzunehmen, auch wenn sie sich selbst immer leicht verstören, sobald sie mit ungewöhnlichen Frustrationen und Einschränkungen konfrontiert sind, und falls sie rückfällig werden.

Perfektionismus

Diese selbstschädigende Einstellung entspringt den irrationalen Überzeugungen von Menschen, die glauben, dass sie immer kompetent, erfolgreich und jeder Situation gerecht werden müssen, wenn sie als vollwertig angesehen werden wollen. Sie glauben darüber hinaus, dass es schrecklich, furchtbar und katastrophal ist, wenn die Dinge nicht so laufen, wie sie es wollen. Sie gehen davon aus, dass es eine richtige, präzise und perfekte Lösung für jedes Problem gibt und dass es eine Katastrophe ist, wenn man diese perfekte Lösung nicht finden kann.

Es ist rational, Selbstwirksamkeit und gute Problemlösungen zu wollen. Wenn jedoch das „Wollen“ zu einem „Muss“ eskaliert, wie es bei Perfektionisten der Fall ist, führt dies zu Angst, Depression und anderen ungesunden negativen Emotionen. Oftmals entwickeln sie sekundäre Symptome – z. B. führt der Gedanke, dass es „schrecklich“ und „nicht perfekt“ ist, Angst zu haben, zu Angst *vor* der Angst.

Perfektionisten neigen zu sehr bedingter Selbstakzeptanz. Sie messen ihren Wert als Person an perfekten Leistungen und daran, dass sie bessere Leistungen bringen als andere. Perfektionisten sind in ihren irrationalen Überzeugungen starrer und dogmatischer als viele Nicht-Perfektionisten.

Der REVT-Therapeut wird versuchen, seinen Klienten zu der Erkenntnis zu verhelfen, dass ein geforderter statt bevorzugter Perfektionismus zu Angst, Depression, Verdammen von sich selbst und anderen und niedriger Frustrationstoleranz führt und oftmals zur Folge hat, dass sie weniger bekommen, als sie wollen. Viele der kognitiv-behavioralen und emotiven REVT-Techniken können dazu beitragen, die Forderungen in Präferenzen zu verwandeln. Zu diesen Techniken gehören die Disputation der „Muss"-Forderungen, Risikoübungen, absichtlich nicht perfekt handeln, um zu sehen, ob die Welt davon tatsächlich untergeht, Übungen zur Schambekämpfung und weitere Übungen.

Suchtstörungen und Persönlichkeitsstörungen

Nicht alle Suchtkranken sind gleich. Viele Faktoren tragen zu einer Suchtproblematik bei. Obwohl manche Klienten „nette Neurotiker" mit einer niedrigen Frustrationstoleranz sind, die wollen (fordern), was sie wollen, wenn sie es wollen, hat ein großer Teil von ihnen darüber hinaus auch schwere Persönlichkeitsstörungen. Menschen mit Persönlichkeitsstörungen sind möglicherweise anfälliger für Suchterkrankungen. Viele Klienten weisen multiple Süchte auf (duale Diagnosen; Velten/Penn 2010).

Es ist wichtig, dass ein Therapeut den Unterschied zwischen „auf nette Weise neurotischen" Süchtigen und jenen mit schweren Persönlichkeitsstörungen erkennen und die entsprechenden kognitiven, emotiven und verhaltensbezogenen Methoden der REVT wählt, die in dieser Monografie beschrieben werden. Am wichtigsten ist es, den Klienten bedingungslose Selbstakzeptanz, bedingungslose Akzeptanz anderer und hohe Frustrationstoleranz zu vermitteln.

Bevor wir auf die Anwendung der REVT bei Klienten mit Suchtverhalten eingehen, noch ein paar Worte zu jenen mit Persönlichkeitsstörungen: Klienten mit bestimmten Formen der Persönlichkeitsstörungen scheinen nach Erkenntnissen des *Diagnostic and Statistical Manual of Mental Disorder* (*DSM-IV-TR*; American Psychiatric Association 2000) meist paranoid, schizoid, dissozial, Borderline-Typ, ängstlich-vermeidend, dependent und/oder zwanghaft zu sein. Wenn sie sich mithilfe dieser Kategorien der Persönlichkeitsstörungen nicht diagnostizieren lassen und als *neurotisch* bezeichnet werden, geht man davon aus, dass sie anfällig sind für endogene Angst, Panik, Depression und Wut mit angeborenen, biologischen Tendenzen, leicht überzureagieren, angesichts des Stresses und der Anforderungen des täglichen Lebens unterzureagieren oder beides.

Die meisten Menschen mit schweren Persönlichkeitsstörungen stammen aus Elternhäusern, in denen Familienmitglieder mit ebenfalls angeboren hoher Störbarkeit leben. In ihrer Kindheit und danach gab es also mehr Stressfaktoren, als die meisten von uns normalerweise erleben. Daher trägt die Interaktion zwischen ihrer angeborenen Störbarkeit und ihrer ungünstigen Umgebung signifikant dazu bei, sie noch verstörbarer zu machen, als sie es sonst wären. Unabhängig davon, wie günstig ihre frühe oder spätere

Umgebung war oder ist, neigen Menschen mit einer biologisch bedingten Störbarkeit allerdings häufig dazu, auf selbstschädigende Weise zu denken, zu fühlen und zu handeln.

Menschen mit schweren Persönlichkeitsstörungen bringen normalerweise mehrere wesentliche Elemente mit. Erstens haben sie eine starke biologisch bedingte Tendenz, auf destruktive Weise zu denken, zu fühlen und zu handeln, vor allem in komplexen sozialen Situationen. Zweitens haben sie ungünstige Lebenskonsequenzen (C), die sie aus diesem Grund hervorbringen und die sich aus ihren biologischen und sozialen Benachteiligungen ergeben. Drittens fordern die Interaktionen zwischen ihren ungünstigen Widrigkeiten (A), dysfunktionalen Überzeugungen (B) und selbstschädigenden Konsequenzen (C) ihren Tribut.

Aufgrund ihrer angeborenen – und sozial verstärkten – Defizite kann es sein, dass sie mit all den ABC menschlicher Störungen ungewöhnliche Schwierigkeiten haben. An Punkt A (Widrigkeiten = adversities) machen sie unglücklichere Erfahrungen als nicht belastete Kinder (z.B. kann es sein, dass sie in stärkerem Maße gestörte Eltern haben, die sie aufgrund ihrer Auffälligkeiten besonders kritisieren oder behüten). An Punkt B (Glaubenssystem = belief system) denken sie auf verquere Weise über ihre ungewöhnlichen Erlebnisse an Punkt A (aufgrund ihrer angeborenen oder erworbenen kognitiv-emotiven Defizite) nach und geraten so an schwere Persönlichkeitsstörungen.

Menschen mit schweren Persönlichkeitsstörungen können, wenn sie mehr A und gestörte C haben als Leute ohne Persönlichkeitsstörungen, eine stärkere Neigung zu Suchtverhalten aufweisen als „nette Neurotiker". In der Folge machen sie sich frustrierter als Menschen ohne diese Behinderungen. Aufgrund von größeren und oftmals überwältigenden Frustrationen entwickeln viele eine ungewöhnlich niedrige Frustrationstoleranz, und aufgrund größerer Misserfolge und häufigerer Ablehnung reagieren sie mit neurotischer Selbstverdammung auf ihre Defizite, Beeinträchtigungen und Schwächen. Aus biologischen Gründen mögen manche eher dazu neigen zu *fordern*, dass sie nicht frustriert sein dürfen und gute Leistungen bringen müssen, und erlegen sich auf diese Weise noch mehr unvernünftige Forderungen auf. Daher fühlen sich Menschen mit Persönlichkeitsstörungen aus biologischen und sozialen Gründen oftmals so gestört, dass sie sich zwanghaft zu Alkohol, Drogen, Nikotin, Essen, Glücksspiel und anderen Süchten hingezogen fühlen, um so ihre gestörten Gedanken, Gefühle und Handlungsweisen vorübergehend zur Ruhe kommen zu lassen. Menschen mit Zwangsstörungen und anderen Persönlichkeitsstörungen haben möglicherweise neurologische Anomalien, die sich auf bestimmte Gehirnzentren auswirken. Die von diesen Zentren ausgehende Steuerung von Appetit und Verlangen ist davon in der Weise beeinträchtigt, dass die Fähigkeit abnimmt, zwanghafte Exzesse einzudämmen oder abzustellen.

Der Umgang mit der Sucht- und Rückfallthematik – mit und ohne Persönlichkeitsstörungen (Ellis/Velten 1992) – sieht vor, dass der REVT-Therapeut sein Augenmerk im Wesentlichen auf die folgenden Punkte richtet:

1. Den Klienten helfen, die irrationalen Überzeugungen zu identifizieren, die sie sich selbst einreden, bevor sie sich einem Genuss hingeben oder rückfällig werden, und diese Überzeugungen mit Nachdruck zu disputieren.
2. Den Klienten helfen, jede Form von Selbstverdammung zu identifizieren und zu erkennen, dass der Wunsch, ihrer Sucht nachzugeben, umso größer wird, je stärker sie sich selbst verdammen. Dahinter steckt der Versuch, diesem Verdammen aus dem Weg zu gehen.
3. Den Klienten helfen, sich bedingungslos selbst anzunehmen, ohne dabei ihre destruktiven Verhaltensweisen anzunehmen. Sie verurteilen ihr unkluges Verhalten, aber nicht sich selbst, ihr Wesen, ihr Menschsein.
4. Den Klienten immer wieder vermitteln und den Gedanken verstärken, dass sie unklug und selbstzerstörerisch handeln und dass sie für diese unklugen und selbstzerstörerischen Handlungen verantwortlich sind, dass sie als Menschen aber immer akzeptabel, wertvoll und in der Lage sind, an der Veränderung ihrer destruktiven Verhaltensweisen zu arbeiten.
5. Wenn es den Klienten gelingt, sich von ihren Süchten fernzuhalten, bieten sich verschiedene REVT-Übungen an, um jedes Selbstherabsetzen infrage zu stellen, und mit deren Hilfe die Klienten gegen Depression und Angst angehen können. Zu diesen Übungen gehören Übungen zur Schambekämpfung, rationale Vorstellungsübungen, schriftliche Listen mit Kosten-Nutzen-Abwägungen, bei denen eine Rückkehr zu destruktivem Suchtverhalten einerseits und eine Abkehr von der Sucht andererseits gegenübergestellt werden, andauernde und nachdrückliche Disputation irrationaler Überzeugungen sowie weitere Übungen.
6. Wenn Klienten rückfällig werden oder Hausaufgaben vor sich herschieben, werden sie ermuntert, weiterhin gegen jede Form des Selbstherabsetzens anzuarbeiten und darüber hinaus alle Versuche zu identifizieren, den Rückfall oder das Aufschieben zu rationalisieren oder zu leugnen. Den Klienten wird vermittelt, dass auf diese Weise zwar ein kurzfristiges Gefühl des Wohlbefindens entsteht, dass in Wirklichkeit jedoch eine Genesung und eine Verbesserung der Verhaltensweisen, der Gedanken und der Gefühle verhindert wird. Die REVT lehrt Klienten, sich selbst bedingungslos anzunehmen, Fehler anzuerkennen und daran zu arbei-

ten, sie zu verbessern. Je weniger sie sich selbst herabsetzen, desto bessere Fortschritte machen sie.

7. Wenn die emotionalen Störungen bei Klienten eine niedrige Frustrationstoleranz zur Folge haben (und sie z.B. denken, dass sie es *nicht aushalten* können, ängstlich oder deprimiert zu sein), kann es passieren, dass sie auf das Suchtmittel zurückgreifen oder in Suchtverhalten zurückfallen, um dem Schmerz der Angst oder Depression zu entgehen. Der REVT-Therapeut arbeitet mit dem Klienten daran, seine niedrige Frustrationstoleranz zu verstehen, und drängt ihn, sich ihr zu stellen, ohne sie zu verschrecklichen. Der Therapeut hilft ihm zu akzeptieren, dass er seine Angst oder Depression aushalten *kann* und dass er, während er sie aushält, daran arbeitet, sie zu reduzieren. Durch Weglaufen oder Betäuben werden die verstörenden Emotionen sehr wahrscheinlich verschlimmert. Man kann den Klienten vermitteln, dass eine fortgesetzte Anwendung der Methoden der REVT ihnen vorübergehend ermöglicht, mit ihren Störungen zu leben, während sie sich bemühen, sie in gesunde und angemessene Emotionen (wie Sorge oder Enttäuschung) umzuwandeln.
8. Eine fortgesetzte Anwendung der REVT im Rahmen einer entsprechenden Selbsthilfegruppe kann Klienten helfen, stabil und immer weniger störbar zu werden, wodurch die Gefahr eines Rückfalls in die Sucht verringert wird.

Borderline-Persönlichkeitsstörung

Menschen mit Borderline-Persönlichkeitsstörung scheinen mit angeborenen emotionalen Schwierigkeiten auf die Welt zu kommen. Sie sind dysthymisch, depressiv, leicht in Wut oder Panik zu versetzen, histrionisch und leicht erregbar. Oftmals weisen sie verhaltensbezogene Schwierigkeiten auf wie Hyperaktivität, Übervigilanz und Impulsivität. Sie können auch aufsässiges, sprunghaftes, übertrieben ruheloses, launisches und antisoziales Verhalten an den Tag legen und entfremdet, übermäßig dependent, unaufmerksam und ohne Ziel sein (Cloninger 2000). Oftmals treten folgende kognitive Schwierigkeiten auf: Aufmerksamkeitsdefizit-Störung, starre Denkweisen, Unfähigkeit, sich angemessen zu organisieren, impulsive Denkweisen, Vergesslichkeit, widersprüchliche Vorstellungen von anderen, Unfähigkeit, ein Gefühl für Zeit als einen fortlaufenden Vorgang aufrechtzuhalten, Lernschwierigkeiten, Wahrnehmungsschwierigkeiten, eine Neigung zu Double-bind, eine Tendenz, die Bedeutung von Dingen zu übertreiben, Starre, Anspruchshaltung, schwere Selbstherabsetzung, Ziellosigkeit, beeinträchtigtes Erinnerungs- und Wiedererkennungsvermögen und fehlerhaftes semantisches Dechiffrieren. Menschen ohne Borderline-Persönlichkeitsstörung können diese kognitiven organischen Defizite ebenfalls aufweisen, jedoch sind sie meist weniger ausgeprägt, die Menschen kommen besser damit zurecht und zeigen sie größtenteils unter belastenden Umweltbedingungen. Dagegen scheinen sie bei Menschen mit Borderline-Persönlichkeitsstörung normalerweise mehr endogen und schwerer zu sein (Cloninger 2000; Linehan 1993).

Zu den typischen Merkmalen der Borderline-Persönlichkeitsstörung gehören instabile Beziehungsmuster, selbstschädigende Impulsivität, affektive Instabilität, intensiver unangemessener Zorn, wiederkehrende Selbstmorddrohungen, ausgeprägte und andauernde Identitätsstörungen, ein chronisches Gefühl der Leere und der Langeweile und verzweifelte Versuche, tatsächliches oder vorgestelltes Verlassenwerden zu verhindern (American Psychiatric Association 2000).

Nach der Theorie der REVT beobachten oder spüren Menschen mit Borderline-Persönlichkeitsstörung ihre Defizite und tadeln sich dafür, dass sie sie haben. Oft fordern sie, dass sie sich *nicht* unangemessen verhalten *dürfen*, rügen sich für unangemessenes Verhalten und fühlen sich leicht unzulänglich. Dies ist bei Borderline-Persönlichkeiten sowieso häufig der Fall, sodass dieses Gefühl dann signifikant verstärkt wird.

Oft begegnen sie weniger dysfunktionalen Menschen eifersüchtig und feindselig. Sie bestehen darauf, dass diese Menschen ihnen gegenüber *keine* Vorteile haben *dürfen*, und zeigen, wie es im DSM-IV-TR heißt, „unangemessene, heftige Wut oder Probleme, ihre Wut zu kontrollieren (z. B. häufige Wutausbrüche, ständiges Wütendsein, immer wieder physische Auseinandersetzungen)“ (American Psychiatric Association 2000, 710).

Sie zeigen die Tendenz, ihre sowieso schon niedrige Frustrationstoleranz dadurch weiter zu senken, dass sie Fordungen stellen wie „Ich darf durch diese Behinderungen nicht so behindert sein, wie es offenbar der Fall ist, und man darf ihretwegen nicht auf mich herabsehen, wie es offenbar passiert!“ Wie das DSM-IV-TR anmerkt, zeigen sie daher leicht und in verstärktem Maße „Identitätsstörungen: instabiles Selbstbild oder Selbstsinn“ und „verzweifelte Versuche, tatsächliches oder vorgestelltes Verlassenwerden zu verhindern (S. 710). Falls und wenn sie ihre Borderline-Merkmale und die echten Probleme wahrnehmen, die sie in der Gesellschaft haben, neigen sie wiederum dazu, neurotisch zu fordern:

a. „Ich *muss* bessere Leistungen bringen, als ich es im Moment tue!“
b. „Andere *dürfen* mich wegen meiner Behinderungen *auf keinen Fall* unfair behandeln!“

c. „Meine Lebensbedingungen *dürfen* mich nicht so behindern! Das ist *schrecklich*, und ich kann es nicht aushalten, wenn sie so sind!"

Durch dieses Verhalten verschlimmern Borderline-Persönlichkeiten ihre Störung und die damit verbundenen Probleme. Darüber hinaus neigen sie in solchen Situationen dazu, ihren Hass auf sich selbst, auf andere und auf ihre Behinderung in die Therapie zu tragen, regen sich darüber auf, regen sich über ihren Therapeuten auf, sorgen so für eine weitere Verschlechterung ihres Zustandes und eine erhebliche Verringerung ihrer Möglichkeiten, ihn zu verbessern.

Aufgrund ihrer angeborenen kognitiven, emotiven und verhaltensbezogenen Beeinträchtigungen und aufgrund der Selbsterniedrigung und der niedrigen Frustrationstoleranz über diese Beeinträchtigungen werden Borderline-Persönlichkeiten dann noch dysfunktionaler. Ihre Tendenz zur Selbsterniedrigung und ihre Intoleranz den Unannehmlichkeiten gegenüber, die mit ihrer Beeinträchtigung einhergehen, verschlimmern die Beeinträchtigung noch, sodass sie noch gestörter auf ihre Dysfunktionen reagieren und dadurch zusätzliche Beeinträchtigungen heraufbeschwören. Ein Teufelskreis entsteht: Beeinträchtigungen fördern die Entstehung von Störungen, Störungen verschlimmern die Beeinträchtigungen, und eine Verschlimmerung der Beeinträchtigungen führt zu weiteren Störungen.

Mithilfe der REVT lässt sich dieser Teufelskreis teilweise durchbrechen, wenn es Borderline-Persönlichkeiten gelingt, ihre Selbsterniedrigung und niedrige Frustrationstoleranz abzubauen. Allerdings gehen ihre ursprünglichen kognitiven, emotiven und behavioralen Defizite oft mit der Tendenz einher, an *Muss*turbation festzuhalten, also an starren Forderungen, die zu Selbsterniedrigung und Intoleranz Frustrationen gegenüber führen. Auf diese Weise blockieren sie nicht nur den Abbau von Dysfunktionen, sondern verschlimmern sie häufig.

Wie bei allen anderen Klienten versuchen REVT-Therapeuten, auch bei ihren Klienten mit Borderline-Persönlichkeitsstörung die bestmöglichen Verbesserungen zu bewirken. Allerdings rechnen sie meist nur mit begrenzten Therapieerfolgen. Viele Borderline-Persönlichkeiten wehren sich noch hartnäckiger als andere Klienten gegen Veränderungen. Aufgrund ihrer niedrigen Frustrationstoleranz, ihres kurzfristigen Hedonismus und ihrer Aufmerksamkeits- und Konzentrationsdefizite unternehmen sie oft keine beharrlichen oder ausreichenden Versuche, Veränderungen herbeizuführen. Für den Therapeuten empfiehlt es sich, mit bedingungsloser Akzeptanz anderer, hoher Frustrationstoleranz und Geduld an die Arbeit mit Borderline-Persönlichkeiten zu gehen. Bei Klienten mit Borderline-Persönlichkeitsstörung sieht die REVT u.a. folgende Maßnahmen vor:

- Irrationale und selbstschädigende Gedanken der Klienten disputieren. Ihre verdrehte Art zu denken kann eigene Ziele verfolgen – z. B. können Selbstmordversuche oder -ankündigungen dem Zweck dienen, andere Menschen zu steuern und sie dazu zu bringen, nachzugeben und das Bedürfnis der Borderline-Persönlichkeiten nach Aufmerksamkeit zu befriedigen oder ein anderes Ziel durchzusetzen. Eine wirksame Disputation kann man mit verschiedenen Techniken erreichen. Dazu gehören die dialektische oder oppositionell-persuasive Strategie nach Marcia Linehan (1993), die „Klient als Berater"-Methode von Benjamin (1996) oder die mit Paradoxien und Methaphern arbeitende Methode, die Hayes (Hayes et al. 1999) bei Klienten mit Agoraphobie eingesetzt hat, die aber bisweilen auch bei Borderline-Persönlichkeiten angewandt werden kann. Da Klienten mit Borderline-Persönlichkeitsstörung oftmals recht geschickt an ihren Störungen festhalten, behält der Therapeut manchmal die Oberhand, wenn er ebenso geschickt disputiert. Obwohl schlaue und wohlgesetzte Entgegnungen dem Therapeuten gelegentlich helfen, einen Punkt einzufahren, ist es auf lange Sicht wahrscheinlich effektiver, sich an die Strategie der regulären REVT zu halten.
- Klienten mit Borderline-Persönlichkeitsstörung beibringen, wie sie sich selbst bedingungslos annehmen, und ihnen vermitteln, dass sie wählen können, nur ihre Gedanken, Gefühle und Verhaltensweisen zu bewerten, nicht aber sich selbst, ihr gesamtes Wesen, ihr Menschsein. Sie können ihre Behinderung durch die Borderline-Persönlichkeitsstörung anerkennen, ohne sich dafür zu verdammen, dass sie sie haben.
- Den Klienten mit Borderline-Persönlichkeitsstörung zeigen, welch selbstschädigende Wirkung eine niedrige Frustrationstoleranz hat und wie sie sie abmildern können, vor allem durch nachdrückliches Disputieren der mit ihr einhergehenden Forderungen. Das Ziel ist es, eine hohe Frustrationstoleranz aufzubauen.
- Die Klienten ermutigen, bedingungslose Akzeptanz anderer aufzubauen.
- Die Tatsache diskutieren, dass einige der Medikamente, die Klienten mit Borderline-Persönlichkeitsstörung einnehmen (z. B. Antidepressiva), schwere Nebenwirkungen haben und dass manche Medikamente bei dieser Population nicht wirken. Die Arbeit der REVT hat das Ziel, Klienten beim Aufbau einer höheren Frustrationstoleranz zu helfen und ihren Widerstand gegen Medikamente abzubauen, an dem sie zur Vermeidung der unangenehmen Nebenwirkungen festhalten. Auf diese Weise kann die Bereitschaft der Klienten geweckt werden, weiterhin nach einer geeigneten Medikation zu suchen und auch die Nebenwirkungen hinzunehmen.

Vielleicht gelingt es, die Fortschritte in der Psychopharmakologie und die Fortschritte in der Psychotherapie so miteinander zu kombinieren, dass für Klienten mit Borderline-Persönlichkeitsstörung bessere Mittel für ihre extremen und schwierigen Borderline-Zustände zur Verfügung stehen. Doch auch heute schon können die Bemühungen von Klienten mit Borderline-Persönlichkeitsstörung und Therapeuten trotz aller Schwierigkeiten Verbesserungen bringen und lohnend sein.

Zwangsstörungen

Da zu einem späteren Zeitpunkt der Fall von Arthur, einem Klienten mit Zwangsstörungen, beschrieben wird und in diesem Zusammenhang weitere Erläuterungen folgen, fällt dieser Abschnitt recht kurz aus. Wie bei Klienten mit Borderline-Persönlichkeitsstörung gibt es folgende wichtige Ziele bei einer REVT-Behandlung von Klienten mit Zwangsstörungen:

- hart daran arbeiten, eine hohe Frustrationstoleranz aufzubauen;
- bedingungslose Selbstakzeptanz, bedingungslose Akzeptanz anderer und bedingungslose Akzeptanz des Lebens aufbauen;
- eine Reihe von REVT-Methoden – kognitive, emotive und verhaltensbezogene – anwenden, z. B.:
  - realistische, logische und pragmatische Disputation irrationaler Überzeugungen,
  - eine Kosten-Nutzen-Analyse aufstellen,
  - rationale Bewältigungsaussagen formulieren und anwenden,
  - mit anderen über die REVT sprechen,
  - Modelllernen,
  - Hausaufgaben: die ABCDE aufschreiben,
  - psychoedukatives Material einsetzen,
  - energische Bewältigungsaussagen einsetzen – *energisch,*
  - rationale Vorstellungsübungen,
  - Übungen zur Schambekämpfung,
  - Aufnahmen mit energischem Disput anfertigen,
  - Rollenspiele und Rollenspiele mit vertauschten Rollen,
  - In-vivo-Desensibilisierung,
  - in „schlimmen“ Situationen bleiben und dabei eine hohe Frustrationstoleranz aufbauen,
  - mit Verstärkungen und Sanktionen arbeiten.

Manche Menschen mit Zwangsstörungen sollten idealerweise nicht nur an REVT-Sitzungen teilnehmen, sondern sich auch von einem guten Psychopharmakologen beraten lassen und bei Bedarf geeignete und wirksame Medikamente nehmen.

Posttraumatische Belastungsstörungen

Ein wesentlicher Grund für Posttraumatische Belastungsstörungen (PTBS) ist, dass Menschen, die einen traumatischen Schock erlitten haben, dieses Erlebnis dramatisch verschrecklichen. Das kann zur Folge haben, dass sie es ausblenden oder verdrängen. Wenn man einem Trauma nicht „ins Gesicht sieht" und es nicht durcharbeitet, besteht die Wahrscheinlichkeit, dass man Gefühle zu der traumatischen Erfahrung weiterhin fühlt und dass sie weiterhin auftauchen.

Bei seiner Arbeit mit Klienten mit PTBS arbeitet der REVT-Therapeut daran, *muss*turbatorische Grundphilosophien und Forderungen aufzudecken und zu disputieren. Methoden wie die Imaginäre Konfrontation, rationale Vorstellungsübungen, Risikoübungen mit realer Konfrontation, um eine Desensibilisierung von dem Schock herbeizuführen, können wirksame Hilfe bieten. Es ist wichtig, auf mögliche sekundäre Symptome zu achten – z.B. Panik vor der Panik –, die dann durch weitere Maßnahmen gemildert oder entfernt werden. Den Klienten wird vermittelt, dass ihre Kognitionen, die zur Zeit des Traumas eine nützliche Verteidigung darstellten, ihr Leben nun negativ beeinflussen (Paulson/Krippner 2007).

Mehrere REVT-Methoden – kognitive, emotive und verhaltensbezogene – können signifikant hilfreich sein, zusätzlich zu denen, die bereits genannt wurden. Dazu gehört das energische Disputieren der Überzeugung, dass das Trauma nicht hätte stattfinden dürfen, dass der Klient es hätte verhindern müssen oder dass die Tatsache, dass er es nicht verhindert hat, ihn zu einem wertlosen und unzulänglichen Menschen macht. Wenn der Klient überzeugt ist, dass eine Genesung möglich ist, ermutigt ihn der Therapeut, dass die beharrliche Anwendung der Methoden die Chancen auf Heilung und Veränderung erhöht. Er kann Beispiele von anderen Menschen anführen, die Traumen erlitten haben, denen es nun jedoch besser geht und die ein gutes Leben haben. Psychoedukative Informationen über die Erkrankung PTBS und ihre Konsequenzen sind hilfreich. Vor allem die Neigung zum Verschrecklichen lässt sich durch die Erkenntnis vermindern, dass intensive wiederkehrende Reaktionen und andere Symptome, an denen die Klienten gelitten haben, zu erwarten waren und zum Krankheitsbild gehören.

Nach einer oder mehreren Sitzungen, bei denen der Therapeut dem Klienten empathisch zuhört und die Panikreaktionen normalisiert, ist der Klient häufig eher in der Lage, Theorie und Praxis der REVT zu diskutieren und die REVT-Methoden, die auf seinen Zustand anwendbar sind, anzunehmen.

Es ist wichtig, dass der Klient daran arbeitet, bedingungslose Selbstakzeptanz aufzubauen. Derweil zeigt der Therapeut seinem Klienten gegenüber unentwegt bedingungslose Akzeptanz anderer. Eine Kosten-Nutzen-Analyse zu vermeidendem Verhalten kann neben anderen Techniken eine hilfreiche Vorbereitung auf die Arbeit mit In-vivo-Expositionen sein. Bisweilen ist auch „Fertigkeiten trainieren“ angebracht – z.B. Selbstbehauptungstraining für Klienten, die sich allzu sehr in sich zurückgezogen haben.

Viele Klienten in Einzel- und Gruppentherapien hatten Probleme, mit den brutalen und tragischen Ereignissen des 11. September 2001 umzugehen. Manche von denen, die sie unmittelbar miterlebt hatten, bekamen PTBS. Wenn wütende Amerikaner und Bürger anderer Länder auf der ganzen Welt an ihren irrationalen Überzeugungen festhalten und sich z.B. dafür verdammen, dass sie sich machtlos fühlen, die Terroristen für das verdammen, was sie getan haben, die Welt dafür verdammen, dass sie so grausam ist, werden sie sich weiterhin gegen die Terroristen und ihre Hinterleute aufbringen. Dadurch werden sie sie höchstwahrscheinlich ermuntern, noch stärkere Wut auf die Amerikaner und andere Leute zu empfinden, die sich ihnen widersetzen. Das würde zu weiteren Vergeltungsschlägen durch Terroristen führen, die von Amerikanern erwidert werden usw. In der Geschichte gibt es reichlich Beweise dafür, dass Liebe Liebe zeugt und dass Hass und Gewalt noch größeren Hass und noch größere Gewalt zeugen. Als man mich (AE) fragte, wie die REVT Leuten helfen könnte, mit den tragischen Ereignissen des 11. September fertigzuwerden, antwortete ich folgendermaßen:

- Erstens können Sie die REVT einsetzen, um sich selbst – und anderen – bedingungslose Selbstakzeptanz beizubringen. Bedingungslose Selbstakzeptanz bedeutet, dass Sie sich vollkommen annehmen, mit allen Fehlern und Schwächen. Gleichzeitig lehnen Sie einige Ihrer selbstschädigenden und antisozialen Verhaltensweisen von ganzem Herzen ab und geben sich alle Mühe, sie zu ändern.
- Zweitens können Sie mit der REVT erreichen, dass Sie alle Menschen bedingungslos als fehlbare menschliche Wesen akzeptieren, egal wie schlimm sie sich verhalten. Sie können ernsthaft versuchen, sie von ihren selbst-sabotierenden und unmoralischen Gedanken, Gefühlen und Ver-

haltensweisen abzubringen. Ihr wichtigstes Ziel ist es jedoch, die Sünder bedingungslos anzunehmen, aber nicht ihre Sünden.

- Drittens bringen Sie dem Leben bedingungslose Akzeptanz entgegen, mit all seinen riesigen Problemen und Schwierigkeiten, und Sie bauen eine hohe Frustrationstoleranz auf. Wie der Theologe Reinhold Niebuhr sagte, streben Sie danach, die unglücklichen Dinge, die Sie verändern können, zu verändern, jene zu akzeptieren – aber nicht zu mögen –, die Sie nicht verändern können, und klug genug zu sein, um den Unterschied zu erkennen.

Wenn Sie diese drei Philosophien der REVT – also, bedingungslose Selbstakzeptanz, bedingungslose Akzeptanz anderer und bedingungslose Akzeptanz des Lebens – einigermaßen verinnerlicht haben, werden Sie Terroristen dann davon überzeugen können, von ihrem absolutistischen, bigotten Tun abzulassen? Nicht unbedingt. Sie werden jedoch wesentlich besser mit Terrorismus zurechtkommen und anderen helfen, damit zurechtzukommen. Gleichzeitig werden Sie ein beispielhaftes Verhalten an den Tag legen, das schließlich dazu beitragen kann, Terrorismus einzudämmen, wenn Sie andere Menschen auf der ganzen Welt nachdrücklich dazu ermuntern, es nachzumachen. Es wird viele Jahre brauchen, um Wirkung zu zeigen, und es bedarf einer immensen und beharrlichen erzieherischen Anstrengung durch Sie und Ihre Unterstützer, um friedliche und kooperative Lösungen anstelle von hasserfüllten und unentschlossenen Lösungen für ernste nationale und internationale Probleme voranzubringen. Wenn Sie jedoch nicht daran arbeiten, in Ihrem Kopf und in Zusammenarbeit mit vielen anderen menschlichen Köpfen, um dieses langfristige Ziel zu erreichen, wird uns über Jahrzehnte oder gar Jahrhunderte hinweg nur noch mehr Terrorismus gewiss sein. Sind Sie bereit, unablässig daran zu arbeiten, dass die Empfehlungen der REVT für Frieden mit sich selbst, Frieden mit anderen und Frieden für die Welt Wirklichkeit werden? Wenn Sie dazu bereit sind, können Sie Menschen, die guten Willens sind, helfen nachzudenken, zu planen und schließlich mit Antworten auf den Terrorismus und auf viele andere ernste Probleme der Welt aufzuwarten.

Probleme in Familie, Ehe und Partnerschaft

Menschen in Beziehungen, egal welcher Art, können sich ihre eigenen emotionalen und verhaltensbezogenen Störungen erschaffen. Das Material dazu finden sie in den Überzeugungen, die sie sich über die Menschen konstruieren, mit denen sie in Beziehung stehen. Die REVT erinnert Menschen daran, dass nur sie ihre irrationalen Überzeugungen ändern können. Sie können nicht andere veranlassen, sich zu verändern. Zu einer effektiven Therapie nach den Prinzipien der REVT gehört, ihnen beizubringen, wie sie ihre Reaktion auf andere wählen und vielleicht wichtige Aspekte des Systems verändern können. Sie weist darauf hin, dass dort, wo es Probleme gibt, der Klient aller Wahrscheinlichkeit nach dysfunktionale Denkweisen, Gefühle und Verhaltensweisen hat, die sich signifikant mit den Dysfunktionen des anderen oder der anderen verknüpfen. In der Ehe-, Familien- und Partnertherapie nach den Grundsätzen der REVT werden diese Verknüpfungen diskutiert und Möglichkeiten erkundet, sie zu verändern. Der Therapeut konzentriert sich auf die folgenden Punkte:

1. den Menschen helfen, bedingungslose Selbstakzeptanz aufzubauen (Ellis 2005a), egal ob sie genug Liebe und Aufmerksamkeit von den anderen Beteiligten erhalten und selbst, wenn sie wenigen oder keiner der Verantwortlichkeiten innerhalb der Familie oder Partnerschaft nachkommen;
2. den Menschen helfen, bedingungslose Akzeptanz anderer aufzubauen (Ellis 2005b) und auf diese Weise die anderen auch dann vollständig zu akzeptieren, wenn sie sich schlecht oder pflichtvergessen verhalten (das bedeutet nicht, dass man schlechtes Verhalten akzeptiert, sondern sich an die Fehlbarkeit aller Menschen erinnert und sie akzeptiert), und
3. helfen, eine hohe Frustrationstoleranz aufzubauen, sodass die Beteiligten die Herausforderungen einer Beziehung ertragen und bisweilen sogar genießen können.

Die bereits beschriebenen kognitiven, emotiven und verhaltensbezogenen Methoden der REVT werden eingesetzt. Der Therapeut bringt den Klienten die entsprechenden Methoden bei, die das, was sie gelernt haben, immer weiter verstärken können, indem sie an REVT-Workshops, Vorträgen und Seminaren teilnehmen, Bücher lesen, CDs hören, Videos und DVDs über die REVT anschauen und wöchentliche REVT-Gruppensitzungen besuchen.

Die REVT lässt sich auch bei Kindern und Jugendlichen effektiv einsetzen. Der Nutzen ist dann am größten, wenn auch die Eltern die REVT auf sich selbst anwenden – mit anderen Worten: wenn die Eltern die gesunden Verhaltensweisen und Einstellungen vormachen, von denen sie möchten, dass ihre Sprösslinge sie lernen und in ihrem täglichen Leben umsetzen. Wir haben vielen unserer Klienten beigebracht, die REVT erfolgreich einzusetzen, wie es auch Albert Bandura (1997) und andere Psychologen getan haben (Ellis 2005b). Die Jahre unserer praktischen Arbeit haben uns gezeigt, dass elterliches Verhalten nach dem Motto „Tu das, was ich gesundermaßen tue", im Zusammenspiel mit angemessenen Verstärkungen und Sanktionen, in der Kindererziehung authentischer und potenziell erfolgreicher ist als ein autoritäres „Tu, was ich dir sage, und nicht, was ich selber tue."

Die REVT gilt als einer der Ansätze in Psychologie und Psychotherapie, die mithilfe ihrer Instrumente und Techniken Autarkie und Selbst-Bemächtigung von Klienten fördern (Ellis 2010). Die effektiven REVT-Therapeuten tun ihr Bestes, um ihre Klienten zu motivieren, immer mehr auf ihr Wissen und vor allem auf ihre Anwendung und praktische Umsetzung der REVT zu vertrauen. Mit Zeit, Übung und Beharrlichkeit werden die gesunden Überzeugungen und Einstellungen ein gewohnheitsmäßiger Teil der Erfahrung der Klienten.

Ich (DJE) arbeite nun (2010) allein, seit mein Mann im Juli 2007 gestorben ist. Mit Klienten und Menschen, die ich bei Präsentationen und Workshops unterrichte, spreche ich oft darüber, wie ich die Prinzipien der REVT in der Vergangenheit angewendet habe und heute noch anwende. Sie haben mir geholfen, weiterhin ein produktives Leben zu führen, trotz der immensen Schwierigkeiten, die die letzten Lebensjahre meines Mannes begleitet haben, und trotz des Schmerzes und der Trauer eines Lebens ohne ihn. Ich bin der lebende Beweis dafür, wie gut die REVT funktioniert, wenn man sie mit Nachdruck einsetzt.

Ältere Klienten

Die Anzahl der Älteren in der Bevölkerung nimmt zu, und ältere Klienten mit emotionalen Störungen brauchen eine gute Therapie, die die Aspekte ihres Lebens besonders berücksichtigt.

Zusätzlich zu der menschlichen Neigung zu Selbst-Störungen haben viele ältere Klienten gesundheitliche Probleme und Gebrechen, die ihren Teil zu ihrer emotionalen Verletzlichkeit beitragen. In einer Zeit, in der viele von ihnen erleben, wie Verwandte und Freunde sterben, brechen die Gruppen weg, die ihnen bisher in schwierigen Situationen Rückhalt gegeben haben. Neben Trauer um den Verlust von nahestehenden Menschen ist ihr Leben oft durch Arbeitsplatzwechsel, den Eintritt in das Rentenalter, finanzielle Sorgen, Wohnortwechsel und häusliche Probleme geprägt. Sie fühlen sich oft weniger leistungsfähig, eingeschränkter und gelangweilt. Wenn sie in jüngeren Jahren nicht gelernt haben, sich mit negativen schmerzlichen Emotionen auseinanderzusetzen oder sie zu verändern, fällt es ihnen viel schwerer, mit diesen Faktoren zurechtzukommen. Manche empfinden das Leben zunehmend als hoffnungslos und sinnlos.

Wie bei allen anderen Klienten vermittelt der REVT-Therapeut Empathie für die Klienten und ihre individuellen Themen und Probleme. Der Therapeut macht realistische Hoffnungen und konzentriert sich auf Möglichkeiten der Lebensverbesserung, ohne die schwierigen Aspekte zu leugnen oder abzutun, die sich nicht ändern lassen. Der Therapeut richtet seine Aufmerksamkeit auf bestimmte physische Behinderungen des Klienten und reagiert freundlich und angemessen. Wenn ein Klient z.B. schlecht hört, hebt der Therapeut seine Stimme und spricht deutlich und langsam. Es gibt eine Reihe irrationaler Überzeugungen, die für ältere Klienten typisch sind:

Selbst-erniedrigende irrationale Überzeugungen

- „Ich muss so gute Leistungen bringen wie früher, als ich noch jünger und beweglicher war, sonst bin ich ein unzulänglicher Mensch."
- „Ich sollte jünger und attraktiver aussehen, als ich es tue."
- „Ich darf nicht physisch schwach oder labil sein."
- „Ich hätte in meinem Leben mehr erreichen sollen, als ich es getan habe."
- „Ich darf nicht so ängstlich und schwach aussehen, wie ich es jetzt tue."
- „Ich darf nicht sterben und vergessen werden."

Wut erzeugende irrationale Überzeugungen

- „Andere Leute müssen freundlich und fair zu mir sein, vor allem wegen meines Alters und wegen der Einschränkungen und Behinderungen, die mit dem Alter kommen. Wenn sie schäbig zu mir sind, sind sie schlechte Menschen."
- „Meine Verwandten und Freunde dürfen mich nicht vernachlässigen und müssen mich so gut oder besser behandeln wie zu der Zeit, als ich jünger war."
- „Die Leute sollten mich wegen meines Alters und meiner Gebrechen nicht diskriminieren oder auf mich herabsehen."
- „Verwandte und Freunde sollten sich all die Opfer ins Gedächtnis rufen, die ich für sie gebracht habe. Sie sollten dankbar sein und mich wie jemand Besonderes behandeln."

Irrationale Überzeugungen und niedrige Frustrationstoleranz

- „Die Bedingungen, unter denen ich lebe, müssen so gut sein wie früher, und es ist *schrecklich*, und ich kann es *nicht aushalten*, wenn sie es nicht sind."
- „Die besonderen Probleme und Schwierigkeiten des Alters sollten nicht existieren, und es ist zu *schwer*, damit zu leben."
- „Ich brauche mehr Vergnügliches, Freiheit von Einschränkungen und Spannung, und das Leben ist zu langweilig ohne das."
- „Ich brauche mehr Gesellschaft und Liebe, vor allem von denen, die mir etwas bedeuten."
- „Ich sollte in der Lage sein, so zu arbeiten wie früher, damit mein Leben ausgefüllt ist und es interessanter wird."
- „Ich sollte die Gesundheit haben, die ich früher hatte, und nicht krank oder behindert sein."
- „Ich sollte nicht so sehr auf andere angewiesen sein, wie ich es jetzt bin."
- „Ich sollte nicht sterben müssen und des Lebens beraubt werden."
- „Ich sollte nicht das durchmachen müssen, was ich durchmache."

REVT-Therapeuten arbeiten zusammen mit den Klienten daran, dass die Klienten die Wirklichkeit mit ihren Entbehrungen, Veränderungen und Alterungsprozessen akzeptieren, während sie das verändern, was sich verändern lässt, um ihr Leben trotz seiner Einschränkungen zu verbessern. Gemeinsam setzen sie die REVT zur empirischen Disputation dysfunktionaler und irrationaler Überzeugungen ein und stellen die Frage, wo der Beleg dafür ist, dass ältere Leute das leisten können müssen, was sie geleistet haben, als sie jünger und eher imstande waren, es zu leisten. Sie setzen die REVT logisch ein und stellen die Behauptung infrage, dass die Klienten *immer* schlechte Leistungen bringen und *unzulängliche Menschen* sein werden, weil das manchmal oder häufig der Fall ist. Sie setzen die REVT pragmatisch ein, um die Klienten zu der Frage zu ermuntern, welche Resultate sie mit der Forderung erzielen, alles unbedingt so gut machen zu müssen wie in jüngerem Alter, und ob sie glauben, wertlos zu sein, wenn sie nicht versuchen, so gut zu funktionieren wie in ihrer Jugend. Sie formulieren rationale Bewältigungsaussagen und benutzen sie mit Nachdruck. Hier einige Beispiele:

- „Es ist schon recht schlimm, aber es könnte schlimmer sein."
- „Ich kann dankbar sein für das Gute in meinem Leben."
- „Ich kann mein Leben immer noch genießen, trotz meiner Einschränkungen und Behinderungen."

Der Therapeut hilft den Klienten, sich nach Vorbildern zu richten, die sie kennen oder von denen sie wissen, dass sie ihre Einschränkungen überwunden haben. Mein (AE) Buch *Rational emotive behavior therapy: It works for me, it can work for you* (2004) kann in dieser Hinsicht hilfreich sein. Ich schrieb es einige Monate nach einer lebensrettenden Operation in meinem 90. Lebensjahr. Es enthält Passagen von mir und von Debbie darüber, wie ich mit dieser Situation zurechtgekommen bin. Außerdem enthält es Empfehlungen für hilfreiche Verhaltensweisen und Einstellungen für die jungen Jahre und die Zeit des Älterwerdens.

Es ist ratsam, älteren Klienten weitere psychoedukative Materialien an die Hand zu geben, um sie zu motivieren und zu inspiririeren, ihre Lebenssituation besser zu meistern und ihre Einstellungen zu verbessern.

REVT-Therapeuten helfen ihren Klienten, ihre Schwierigkeiten neu anzugehen. Sie bringen ihnen Entspannungs- und andere hilfreiche Ablenkungstechniken bei, raten ihnen, sich mit etwas zu beschäftigen, das sie wirklich interessiert, und aktiv zu bleiben. Sie verweisen auf Problemlösungen und geben Informationen zu Hilfsmöglichkeiten außerhalb von Familie und Nachbarschaft. Sie vermitteln ihnen die Idee von der bedingungslosen Selbstakzeptanz und begegnen ihnen mit bedingungsloser Akzeptanz.

Im Einklang mit ihrem multimodalen Ansatz arbeitet die REVT auch mit den zusätzlichen Methoden, die für den älteren Klienten angemessen zu sein scheinen, z.B. mit Übungen zur Schambekämpfung, rationalen Vorstellungsübungen, passenden Risikoübungen und Aufgaben in In-vivo-Desensibilisierung, Einsatz von Verstärkung und Sanktionen, wenn es um neue Risikoübungen und -aktivitäten geht, Aufbau von hoher Frustrationstoleranz usw.

Ältere Klienten zu ermuntern und ihnen die Möglichkeit zu verschaffen, anderen Leuten oder Projekten zu helfen und einen Beitrag zu leisten, kann sich ebenfalls als gesunde Aktivität und als eine Form der Einbindung erweisen, die ihr Leben bereichert.

Eifersuchtswahn

Um diesen Abschnitt abzuschließen, werfen wir noch einen kurzen Blick auf die Anwendung unseres Ansatzes auf Eifersuchtswahn. Gleichzeitig möchten wir unsere Leser daran erinnern, dass weitere destruktive Emotionen und Krankheitsbilder, die hier nicht ausdrücklich erwähnt werden, durch die Anwendung der REVT ebenfalls merklich gelindert werden können. Dies ergibt sich aus früheren Abschnitten dieser Monografie, in denen auf unterschiedliche Krankheitsbilder eingegangen wird.

Irrationale Eifersucht oder Eifersuchtswahn besteht aus der *Forderung* und nicht der Präferenz oder dem Wunsch nach einem gewissen Maß an Aufmerksamkeit, Liebe und Hingabe von anderen. Auch hier ermuntert der REVT-Therapeut den Klienten, die absolutistischen „Muss"-Forderungen und perfektionistischen Forderungen zu identifizieren und in realistische und rationale Präferenzen umzuwandeln. Zu den wesentlichen Anti-Eifersuchts-Techniken gehören: Disputation irrationaler Überzeugungen, Einsatz rationaler Bewältigungsaussagen – und zwar energisch, Umdenken (Betrachtung der Situation in einem anderen Licht, indem man sie z. B. als eine Chance zu Wachstum statt als katastrophalen Horror sieht), Kosten-Nutzen-Verhältnis, kognitive Ablenkung, rationale Vorstellungsübungen, Aufbau bedingungsloser Selbstakzeptanz und bedingungsloser Akzeptanz anderer, Rollenspiele, Einsatz von Humor, um die Dinge mit Augenmaß zu sehen, Verstärkungsmethoden und gesunde Risikoübungen. Diese Techniken werden in Kapitel 3 dieses Buches beschrieben.

Ausführlicheres Fallbeispiel

Arthur, ein weißer Amerikaner in den 40ern und ein sehr talentierter Musiker, war ein Klient, den ich (AE) mehr als sieben Jahre lang im Rahmen einer Einzeltherapie behandelte. Zwei Jahre nach Beginn der Einzeltherapie begann er, gleichzeitig an einer Gruppentherapie teilzunehmen, die Debbie und ich leiteten.

Arthur litt an Zwangsstörungen mit gelegentlichen Panikattacken, Depressionen und anderen Zuständen. Er hatte immer wieder massive Fressattacken. Außer bei mir war er auch bei einem Psychiater in Behandlung und nahm eine Medikation.

Arthur wusch sich immer wieder die Hände, wenn er den Verdacht hatte, sie könnten mit Keimen oder Schmutz „verseucht" sein. Das konnte am Tag 50-mal oder öfter der Fall sein. Er sah immer wieder nach, ob sein Herd ausgeschaltet war, und vergewisserte sich, dass kein Gas ausströmte. Vor seinen Konzertauftritten musste er ein spezielles Ritual absolvieren, bei dem er eine bestimmte Anzahl von Klopfbewegungen auf seinem Klavier zu vollführen hatte. Er glaubte, dass er, wenn er das nicht tat, keinen guten Auftritt abliefern würde. Diese Rituale nahmen eine Menge Zeit und Energie in Anspruch. Er bekam Panik, wenn er meinte, er habe vielleicht nicht die vorgeschriebene Anzahl an Klopfbewegungen gamacht, dann bekam er Panik vor der Panik und vor den negativen Auswirkungen, die sie auf sein Klavierspiel haben würde. Aufgrund seiner Zwangsstörungen und anderer Tendenzen litt er auch sehr unter Selbsterniedrigungen. Er setzte sich herab, weil er diese Beeinträchtigungen hatte, und bezeichnete sich als verrückt, verdreht und hässlich. Er war nicht fettleibig, aber ein bisschen übergewichtig (was vermutlich auf seine Fressattacken und einen Mangel an sportlicher Betätigung zurückzuführen war), und seine Haut sah teigig und bleich aus. Er war sich sicher, dass keine Frau ihn jemals mögen würde, also vermied er jeden sozialen Kontakt mit ihnen und war einsam und ohne Beziehung. In Wirklichkeit war er zwar ein wenig mollig, aber er wirkte auf viele gar nicht unattraktiv, und manchmal sprachen Frauen ihn nach seinen Jazzkonzerten an. Trotzdem war er so schüchtern, dass er kaum Blickkontakt aufnahm und recht wahrscheinliche Möglichkeiten verpasste, sich mit einigen dieser Frauen zu verabreden.

Zwangsstörungen nehmen viele Formen an und scheinen sich selten auf nur eine Sache zu konzentrieren. Normalerweise beginnen sie in der Kindheit oder Jugend und können ein ganzes Leben lang anhalten. Sie können außerdem zusätzlich zu schwerwiegenden neurologischen Störungen auftreten, z. B. Chorea Huntington, Veitstanz, Pick-Krankheit, postenzephalitisches Parkinson-Syndrom und Tourette-Syndrom.

Neuroimaging-Studien zeigen, dass eine Dysfunktion der Frontallappen des Gehirns und der Basalganglien mit idiopathischen Zwangsstörungen im Zusammenhang stehen. Die erfolgreiche Behandlung von Zwangsstörungen mit Clomipramin (Anafranil), Fluoxetin (Prozac) und anderen Serotonin-Wiederaufnahmehemmern legt nahe, dass es eine Verbindung zwischen Defiziten am Neurotransmitter Serotonin mit Zwangsstörungen gibt (American Psychiatric Association 2007).

Kognitive Verzerrungen, irrationale Forderungen und das Bedürfnis nach Gewissheit tragen möglicherweise zur Entstehung von Zwangsstörungen bei. Es ist jedoch nicht klar, ob biologische Defizite dieses „Bedürfnis" entstehen lassen oder ob sie Menschen mit Zwangsstörungen insofern blockieren, als sie keine Unterbrechung und Aufgabe dieses „Bedürfnisses" zulassen, wenn sie erkennen, dass es ihnen schadet. Aller Wahrscheinlichkeit nach sind beide Faktoren beteiligt.

Menschen mit Zwangsstörungen, und das betrifft praktisch alle, die wir im Laufe der Jahre behandelt haben, leiden häufig auch unter anderen Persönlichkeitsstörungen wie schwere Panikzustände und schwere depressive Störungen. Darüber hinaus liegen oft auch Süchte wie Alkohol-, Drogen-, Nikotin-, Spiel- oder Esssucht vor. Manche dieser Leiden können Reaktionen auf die Schwierigkeiten sein, die durch das zwanghafte Verhalten entstehen (wie es bei Arthur der Fall zu sein schien), manche können jedoch auch mit den biologischen Beeinträchtigungen einhergehen.

Die REVT-Theorie zur Ursächlichkeit schwerer Persönlichkeitsstörungen, zu denen auch Zwangsstörungen zählen, geht davon aus, dass die Betroffenen normalerweise kognitive, emotive und verhaltensbezogene Defizite haben und dass sie dann mit irrationalen Überzeugungen oder kognitiven Verzerrungen auf die Erkenntnis reagieren, dass sie diese Defizite haben, und sich daraus Schwierigkeiten im alltäglichen Leben ergeben (Ellis 2001b). Daher weisen Menschen mit Zwangsstörungen im kognitiven Bereich wahrscheinlich mehr Aspekte von Lernschwierigkeiten und Konzentrationsstörungen (Konzentrationsmängel oder eine übermäßige Konzentration auf bestimmte Dinge) auf als „nette, normale Neurotiker". Im emotionalen Bereich neigen sie zu Überaktivität. Im verhaltensbezogenen Bereich neigen sie zu Desorganisation, Aufschieben von Erledigungen und Kompulsivität. Gleichzeitig können solche Defizite auch Reaktionen auf ihre Zwangsstörungen sein. Es ist jedoch sehr wahrscheinlich, dass es sich dabei zumindest teilweise auch um biologische Defizite handelt.

Wie wir bereits ausgeführt haben, scheinen kognitive Verzerrungen oder das, was wir häufig als irrationale Überzeugungen bezeichnen, Teil des Menschseins zu sein. Bei Menschen mit Zwangsstörungen kommen sie ziemlich häufig vor, und buchstäblich alle Menschen machen sich bis zu einem gewissen Grade neurotisch. Diejenigen mit Zwangsstörungen haben wie alle anderen mit Persönlichkeitsstörungen und wie Psychotiker nicht nur die üblichen irrationalen Überzeugungen, sondern halten (wiederum aus biologischen Gründen) noch starrer und entschlossener daran fest als „nette, normale Neurotiker".

Weil es bei neurotischen kognitiven Verzerrungen um die Widrigkeiten des Lebens und Behinderungen geht (z. B. „Ich hasse es zu versagen, und *daher* darf ich nicht versagen!") und weil es sich bei Zwangsstörungen um eine Behinderung handelt, machen sich Menschen mit zwangsgestörten Persönlichkeiten normalerweise wegen ihrer Störung neurotisch. Ihre Neurose verschlimmert in der Folge ihre Zwangsstörung und ihre anderen Lebensprobleme.

In meiner (AE) über 50-jährigen Arbeit mit Klienten mit Zwangsstörungen habe ich festgestellt, dass mit einer Reihe von REVT-Methoden, vor allem In-vivo-Desensibilisierungen und -Expositionen sowie Aktivitäten-Hausaufgaben, meist gelang, lästige Zwänge wie Grübeln und Greifzwang zu mildern – wenn die Klienten die Methoden beharrlich und konsequent anwandten.

Realitätscheck und Symptombeschreibung

Ich ließ Arthur seine Zwänge und Symptome, ihre Schwere und ihre Häufigkeit auflisten. Außerdem listete er Situationen auf, in denen oder nach denen er häufig Panik verspürte, Fressattacken bekam, impulsiv handelte und Rituale durchführte. Er listete auch sich wiederholende Gedanken, Gefühle und starke innere Antriebe auf, die zu seiner Panik führten, und notierte ihre Schwere und die Intensität ihrer Störung. Er listete die Konsequenzen auf, die er befürchtete, wenn er seine Rituale nicht mehr durchführte.

Aktion

Nachdem Arthur die ABC-Methode mitsamt den Disputationsarten irrationaler Überzeugungen gelernt hatte, disputierte er als Hausaufgabe und in unseren Sitzungen die irrationalen Überzeugungen, die zu seiner Panik und zu seiner Angst führten, bevor er die Rituale durchzog. Oft bestand seine Hausaufgabe darin, jeden Tag die ABC seiner Situation zu notieren, zusammen mit der Disputation und effektiven neuen Philosophien. Wir setzten die ABC-Methode auch zur Beseitigung seiner sekundären Symptome ein (Panik vor der Panik, Angst vor der Angst). Wenn er in manchen Sitzungen gestand, dass er seine Hausaufgaben, die ich ihm in der vorangegangenen Sitzung aufgegeben hatte, nicht gemacht hatte, erkundeten wir die Gründe, identifizierten die irrationalen Überzeugungen dahinter und disputierten sie.

Manche dieser irrationalen Überzeugungen lauteten folgendermaßen: „Das ist zu schwer, und ich kann es nicht aushalten, diese Hausaufgabe zu machen. Ich werde mich nie ändern", „Ich sollte nicht immer diese Hausaufgaben machen müssen", „Es sollte nicht so schwer sein", „Wenn ich bis jetzt keine großartigen Resultate sehen kann, beweist das, dass ich ein hoffnungsloser Fall bin und dazu verurteilt bin, für den Rest meines Lebens an dieser Erkrankung zu leiden, warum sollte ich mir also Mühe geben?"

Nachdem wir diese Überzeugungen und Einstellungen disputiert hatten, fühlte sich Arthur meist genügend motiviert und machte seine Hausaufgaben in der Zeit bis zur nächsten Sitzung umso besser.

Wenn er keine Hausaufgaben machte und spürte, wie er rückfällig zu werden drohte, erinnerte ich ihn daran, dass Rückfälle ganz normal sind. Das Wichtigste war, diese Tatsache zu akzeptieren und sich selbst mit seiner allzu menschlichen Tendenz anzunehmen, rückfällig zu werden. Dann hieß es, den Faden wieder aufzunehmen und seine Anstrengungen fortzusetzen.

Eine andere Hausaufgabe bestand darin, Kosten-Nutzen-Analysen aufzustellen und dabei die Fortführung seiner Rituale der Möglichkeit gegenüberzustellen, sie zu unterlassen. Es war klar, dass die Vorteile überwogen, die Rituale aufzugeben, statt sie um der kurzfristigen Erleichterung willen fortzusetzen, die er empfand, wenn er sie durchführte.

Dann bekam er die Aufgabe, seinen zwanghaften Verhaltensweisen und Ritualen nach einem festen Stundenplan bestimmte begrenzte Zeiten einzuräumen. In den anderen Zeiten sollte er über seine anderen täglichen Aktivitäten nachdenken und sie erledigen. Im Laufe der Zeit ließ sich Arthur dazu bewegen, die Zeiträume für seine Rituale immer weiter einzuschränken, und es gelang ihm mit immer weniger Rückfällen. Er hatte eine Liste bei der Hand, auf der er sich ablenkende Aktivitäten notiert hatte. Mit deren Hilfe konnte er seine zwanghaften Verhaltensweisen unterbrechen oder hinauszögern. Er sprach sich z. B. mit Nachdruck gesunde Bewältigungsaussagen vor, schrieb Noten oder Wörter in sein Tagebuch, spielte auf seinem Klavier (nicht perfekt, spontan, im Gegensatz zu einer richtigen Probe), er las, machte Yoga, meditierte, machte Atemübungen usw.

Arthur wurde ermuntert, das zu tun, wovor er sich fürchtete, um seine Ängste zu mildern und schließlich auszulöschen. Wegen seiner Schüchternheit bekam er die Aufgabe, jeden zweiten Tag einen Fremden zu begrüßen. Nachdem er das einige Wochen lang erfolgreich gemacht hatte, sollte er es häufiger tun und dann allmählich und ganz bewusst den Blickkontakt suchen, wenn er es tat.

Nach vielen Monaten mit dieser Hausaufgabe bekam Arthur die Aufgabe, Frauen, die nach seiner Show zu ihm kamen, nicht aus dem Weg zu gehen, sondern mit ihnen zu sprechen, und wenn es nur für ein paar Minuten war. Im Laufe der Zeit ging seine Schüchternheit zurück, er erlaubte sich gelegentlich, ein paar der Frauen, mit denen er sich wohlfühlte, zu einem Kaffee einzuladen oder eine andere Verabredung mit ihnen zu treffen. Aus einer dieser Verabredungen mit einer Frau ergab sich eine ganze Reihe von angenehmen Treffen und schließlich eine Freundschaft.

Seine Bereitschaft, zur Gruppentherapie zu kommen, nachdem er ein paar Jahre lang Einzeltherapiesitzungen gehabt hatte (die parallel fortgesetzt wurden), zwang ihn ebenfalls, sich seiner Schüchternheit zu stellen und mit anderen zu interagieren. Das erwies sich im Hinblick auf seine Schüchternheit und auf andere Themen als nützlicher Schritt. Was seine Fressattacken anging, so ermunterten wir ihn, das meiste Junkfood, das er im Haus hatte, wegzuwerfen und stattdessen gesündere Lebensmittel einzukaufen.

Die verschiedenen REVT-Methoden und Aktivitäten, die wir anwandten, waren auf eine lange Zeit verteilt. Spezifischen Themen widmeten wir uns, wenn sie sich gerade anboten. Arthur arbeitete die meiste Zeit beständig an seinen Aufgaben, und häufig setzte er bestimmte Anwendungen der REVT-Methoden wie die Disputation ein, um bedingungslose Selbstakzeptanz aufzubauen, vor allem, wenn er in seinen Bemühungen nachließ.

Leider leisten viele Menschen mit Zwangsstörungen nicht solch beharrliche und konsequente Arbeit. Viele finden es extrem schwierig, ihre dysfunktionalen Verhaltensweisen einzuschränken, und wenn sie es tun, kehren sie leicht zu ihren alten Gewohnheiten zurück oder schaffen sich neue. Der Mangel an Organisation, der das Leben mancher Menschen prägt, trägt im Verein mit ihren zeitraubenden Zwängen dazu bei, dass sie den kognitiven, emotiven und verhaltensbezogenen REVT-Methoden nicht oder nur teilweise folgen. Eine Reihe von Klienten mit Zwangsstörungen erreichen mit ihren Anstrengungen jedoch, dass sich ihr Zustand signifikant bessert. Es gelingt ihnen, ihre zwanghaften Denk- und Verhaltensweisen zu reduzieren, indem sie die REVT-Methoden regelmäßig anwenden und eine entsprechende Medizin einnehmen.

Arthur gelang es, sich stark zu verändern. Er führte weniger Rituale durch, überwand seine Schüchternheit fast völlig und vermied ganz allgemein sekundäre Symptome (Panik vor Panik). Und – das ist ganz wichtig – er schaffte es, sich bedingungslos selbst zu akzeptieren, *mit* seinen hinderlichen Tendenzen. Diese Fortschritte brauchten jedoch Zeit, und es gab viele Phasen, in denen er nachließ, keine Hausaufgaben machte und in seine schädigenden Gewohnheiten und Rituale zurückfiel, bevor er sich einen Ruck gab und die REVT-Methoden noch konsequenter wieder aufnahm. Als sein Therapeut achtete ich bei seinen Rückfällen darauf, dass nicht *er* mich frustrierte, sondern seine *Verhaltensweisen*. Es war wichtig, dass ich ihm bedingungslose Akzeptanz anderer vorlebte und zeigte. Arthurs Teilnahme sowohl an Einzel- wie an Gruppentherapiesitzungen war für ihn von großem Nutzen. In der Einzeltherapie hatten wir mehr Zeit, uns auf seine Themen zu konzentrieren, als es in der Gruppentherapie möglich war. Die Gruppensitzungen boten ihm weitere Möglichkeiten, an seinen Themen zu arbeiten, während die Gruppenmitglieder ihre Ideen beitrugen und ihn unterstützten und verstärkten. Im Gegenzug hatte Arthur Gelegenheit, sich die Probleme der anderen anzuhören und seine Vorschläge beizutragen und sie zu unterstützen. Was wurde sonst noch zur Verbesserung von Arthurs Zustand getan?

1. Psychoedukation: Arthur wurden die Prinzipien der REVT in den Sitzungen vermittelt, und er wurde ermuntert, an den Friday-Night-

Workshops, an allgemeinen Workshops und Vorträgen teilzunehmen. Außerdem wurden ihm einige Bücher zur Lektüre empfohlen, z. B. *The myth of self-esteem* (Ellis 2005b), *Feeling better, getting better, staying better* (Ellis 2001a) und *A guide to rational living* (Ellis/Harper 1961).
2. Wir sprachen auch über Zwangsstörungen, um ihm ein konkreteres und objektives Verständnis der Erkrankung zu vermitteln. Eine seiner Hausaufgaben bestand darin, weitere Nachforschungen zu dem Thema anzustellen.
3. Er erfuhr, dass die begründete Hoffnung bestand, dass er seine Lebensqualität würde verbessern und seine Zwangsstörungen reduzieren können, wenn er beharrliche, konsequente und nachdrückliche Anstrengungen unternahm und sich voll für eine solche Verbesserung einsetzte.
4. Er wurde daran erinnert, dass seine Zwangsstörung eine ausgeprägte biologische oder angeborene Tendenz haben könnte, die Veränderungen erschwerte, und dass er seine Erkrankung möglicherweise nicht vollständig würde überwinden können. Mit fortgesetzten Bemühungen würde er sie aber eindämmen können.
5. Er wurde daran erinnert, dass er, egal wie gut oder schlecht er seine Sache machte, dennoch ein wertvolles menschliches Wesen war, einfach weil er lebendig war. Seine Tendenzen waren vielleicht nicht okay, aber er war es.

Hindernisse oder Probleme bei der Anwendung des REVT-Ansatzes

Obwohl wir der (möglicherweise voreingenommenen) Meinung sind, dass die REVT einer der besten und effektivsten Ansätze ist, der den meisten Leuten mit Störungen in vielen Fällen hilft, und obwohl die Forschung die Wirksamkeit der REVT zweifelsfrei belegt, hilft sie nicht allen Leuten zu allen Zeiten (genau wie jede andere Therapieform auch). Eine Reihe von Dingen tragen dazu bei, dass beim Einsatz der REVT Hindernisse und Probleme auftauchen und dass er nicht erfolgreich ist.

So werden die Menschen mit biologischen Tendenzen geboren, die im Laufe ihrer Kindheit und Jugend durch soziale und kulturelle Faktoren verstärkt werden und die eine verquere und irrationale Art zu denken vorgeben und dazu führen, dass neue Ideen und Ansätze auf Widerstand stoßen. Außerdem kann es passieren, dass Klienten, die zuvor eine Psychoanalyse oder eine andere Therapieform als die REVT erlebt haben, sich gegen den aktiv-direktiven Charakter der REVT wehren. Solche Klienten möchten sich gerne immer weiter über ihre Vergangenheit auslassen, so wie sie es bei einer Therapie gewohnt sind. Sie scheuen vor den Versuchen des REVT-Therapeuten zurück, ihr Augenmerk mehr auf das Hier und Jetzt zu lenken und auf die Notwendigkeit, mehr Verantwortung für ihren Teil der aktuellen emotionalen Störungen zu übernehmen und zu überlegen, was sie unternehmen können, um sich zu ent-stören.

Von Klienten mit Lernschwierigkeiten, die die Prinzipien und Methoden der REVT nicht verstehen, kann man nicht erwarten, dass sie sie oder auch nur einige von ihnen bei sich selbst anwenden. Menschen mit schwerwiegenden biologischen Störungen und Unausgeglichenheiten, die an einer der verschiedenen Psychosen leiden, die keinen Kontakt mit der Realität haben, die in hohem Maße manisch, wahnhaft, stark autistisch oder auf andere Weise geistig behindert sind, kann man mit der REVT allein normalerweise nicht helfen. Sie brauchen für gewöhnlich eine medikamentöse Behandlung, und für manche ist die Einrichtung einer Betreuung oder eine Unterbringung in einer Institution notwendig. Bei einigen Menschen mit Psychosen wird ihr Leiden gemildert und ihr Kontakt zur Realität belebt, wenn sie die entsprechenden Medikamente nehmen. Sie können von einer zusätzlichen Behandlung nach der REVT-Methode profitieren. In solchen Fällen empfehlen wir nicht „entweder-oder", sondern „sowohl-als auch".

Wie bereits ausgeführt wurde, ist die REVT bei den Klienten am wirksamsten, die ein einziges Hauptsymptom aufweisen, und bei Klienten mit durchschnittlicher oder überdurchschnittlicher Intelligenz. Klienten mit schwerwiegenderen Symptomen (z. B. schwerer Depression) neigen dazu, sich weniger Mühe zu geben, die fehlerhaften Denkweisen zu verändern, die zu ihrem emotionalen Zustand beitragen. Manche dieser Klienten lassen sich durch Beharrlichkeit, Geduld und energische Erinnerungen durch den Therapeuten motivieren, der darauf hinweist, dass sie von ernstgemeinten Anstrengungen profitieren und dass eine Weigerung, sich anzustrengen, Nachteile für sie mit sich bringt. Klienten mit schweren Störungen bringen eine ausgeprägtere angeborene Neigung zu fehlerhaften und starren Denkweisen mit, und dieser Mangel an Flexibilität hemmt oder verhindert gesunde Veränderungen. Klienten, die stark gehemmt oder defensiv sind, sind sich einiger ihrer grundlegenden Probleme möglicherweise gar nicht bewusst und erlauben sich in den meisten Fällen nicht, sie zu spüren. Obwohl die REVT bei solchen Klienten bisweilen erfolgreich ist, gelingt es in vielen Fällen nicht, sie mithilfe des aktiv-direktiven Ansatzes aus ihrer Trägheit zu holen, sodass sie ihre Probleme schließlich anerkennen und daran arbeiten.

Menschen, die Wunderheilungen und leicht zu erreichende Verbesserungen wollen, sind meist nicht bereit, die Anstrengung zu unternehmen, die man für beträchtliche Veränderungen unternehmen muss. Teilnahmslose Klienten (die sich vielleicht von Eltern oder Partnern gezwungen fühlen, eine Therapie zu machen, oder die per Gerichtsbeschluss dazu verpflichtet wurden) vermeiden es häufig, sich an Hausaufgaben oder Aktionen zu beteiligen, die ihnen helfen könnten. Zum Glück gelingt es hartnäckigen Therapeuten bisweilen, ihren Widerstand mit Nachdruck und Ermutigung ein wenig oder auch ein wenig mehr einzureißen.

Menschen mit niedriger Frustrationstoleranz, die eine sofortige Befriedigung wollen oder verlagen und die nicht bereit sind, zugunsten langfristiger Befriedigung und Wohlbefinden auf kurzfristige Befriedigungen zu verzichten, machen sich oft nicht die Mühe, an gesunden Veränderungen zu arbeiten. Sie sind nicht bereit, REVT-Hausaufgaben zu machen und die erforderlichen Anstrengungen zu investieren. Klienten mit starren Agenden, die nicht daran interessiert sind, durch das Erlernen rationaler Denk- und Verhaltensweisen Veränderungen bei sich selbst herbeizuführen und so gesunde statt ungesunder Emotionen zu entwickeln, und die einfach nur wollen, dass der Therapeut ihre Probleme löst (indem sie z. B. verlangen, dass er ihnen hilft, den Partner, der sie wegen eines anderen verlassen hat, wieder zurückzuholen), werden nur selten für eine Anleitung zu Selbst-Arbeit und Selbst-Verantwortung empfänglich sein. Bei Menschen mit Grandiosität oder Narzissmus in großem Ausmaß ist es unwahrscheinlich, dass sie offen für ein ehrliches Feedback zu ihrem selbstschädigenden Vorgehen sind, vor allem, wenn sich das Feedback nicht mit ihren Vorstellungen selbst deckt.

Konzentrationsmängel, mangelndes Engagement, Vergesslichkeit und inkonsequenter Einsatz vonseiten des Klienten verringern ihre Aussichten auf gesundes Wachstum und gesunde Veränderungen. Physische Krankheiten, Schlafmangel, Trauer nach Verlust, Unterernährung und Erschöpfung machen es einem Menschen schwerer, sich zu konzentrieren und an der Veränderung dysfunktionaler Gedanken, Gefühle und Verhaltensweisen zu arbeiten. Ebenso können Therapeuten, die sich einem Klienten gegenüber nicht so verhalten, wie die REVT es vorsieht, oder die ihre Rolle schlecht ausfüllen, die potenziellen Fortschritte eines Klienten behindern (z. B. wenn der Therapeut der Langsamkeit der Klientenfortschritte eine niedrige Frustrationstoleranz entgegenbringt und dies durch einen Mangel an bedingungsloser Akzeptanz anderer, Ungeduld oder Kritik am *Klienten* zum Ausdruck bringt, statt sein defizitäres *Verhalten* zu kritisieren). Zu weiteren Faktoren, die das Ergebnis einer Therapie beeinträchtigen können, gehören ein Therapeut, der während der Sitzungen abgelenkt ist oder erscheint, der kaum daran interessiert scheint, dem Klienten zu helfen, der die Bedürftigkeit des Klienten nach Bestätigung zulässt oder – schlimmer noch – fördert oder der selbst signalisiert, dass er die Bestätigung des Klienten braucht. Therapeuten, die zu viel reden, nicht genug zuhören oder ihre Art und Weise aufzutreten nicht an den Menschen vor ihnen anpassen, haben weniger erfolgreiche Ergebnisse. Therapeuten, die sich so verhalten, können sich selbst mit ihren Fehlern bedingungslos annehmen, nicht aber ihr schädigendes Verhalten – und geben sich hoffentlich einen Ruck und ändern ihre wenig hilfreiche Art.

Es ist wichtig für einen REVT-Therapeuten, gut nachzudenken und die REVT-Methoden, die sie mit ihren Klienten einüben und die sie ihnen empfehlen, mit Bedacht auszuwählen.

Es gab z.B. eine Klientin, bei der rationale Vorstellungsübungen nicht funktionierten. Meredith war eine Klientin mit Borderline-Persönlichkeitsstörung, die sich praktisch über jeden in ihrem Leben aufregte – ihre Eltern (die ihr gegenüber tatsächlich außergewöhnlich geduldig, liebevoll und hilfreich waren), ihren Chef und ziemlich oft auch Präsident Bush. In der rationalen Vorstellungsübung stellte sie sich vor, dass sie wütend auf ihre Eltern war, die ihr ein scheußliches Geburtstagsgeschenk gekauft hatten. Statt dann den nächsten Schritt zu machen und ihre Wut in gesunde negative Emotionen wie Traurigkeit, Bedauern oder Frustration umzuwandeln, eskalierte ihre Wut auf ihre Eltern – und ließ sie ganze zwei Monate lang weiterbrodeln!

Rationale Vorstellungsübungen – tolle Methode! Meredith – falsche Klientin für diese Methode!

Um dieses Kapitel zu beschließen, möchten wir die Leser daran erinnern, dass die REVT mit großem Erfolg auf unterschiedliche Klienten mit unterschiedlichen Störungen, Themen und Erkrankungen angewendet werden kann. Die Fertigkeiten und die Aufmerksamkeit des Therapeuten und die richtige Anwendung der REVT können den Prozess verbessern, und wir hoffen, dass Therapeuten sie nicht nur bei ihren Klienten praktizieren, sondern auch bei sich selbst anwenden.

5 Evaluation

Obwohl die Rational-Emotive Verhaltenstherapie (REVT) der Vorläufer der Kognitiven Verhaltenstherapie (KVT) des 20. Jahrhunderts ist, gibt es nur wenige Ergebnisstudien zu dieser Methode, die an das Format der Studien zur Kognitiven Therapie (A. T. Beck et al. 1979) und zur KVT (Barlow et al. 1998; Meichenbaum 1977) heranreichen. Das hat u.a. folgende Gründe: Das Albert-Ellis-Institut ist in erster Linie eine Ausbildungsstätte für Therapeuten und kein akademisches Forschungsinstitut. Das Hauptanliegen der meisten Studenten ist es, ihre klinischen Fachkenntnisse zu erweitern und ihren Therapiestil zu entwickeln. Das Interesse an der Forschung ist sekundär. Da das Institut seinen Absolventen Zertifikate und keine Diplome oder akademischen Grade verleiht, kann es nur die wenigsten dazu bewegen, so eingehende Forschungen vorzunehmen, wie sie es für einen Master in Psychologie oder Social Work oder einen Doktortitel täten. Außerdem sind die Kosten für gute Forschungsstudien hoch, und das Institut kann solche Gelder nicht aufbringen. Einige Mitarbeiter, die sich verpflichtet hatten, ausgedehnte Untersuchungen vorzunehmen, lösten diese Versprechen nicht ein. Ein weiterer Grund ist, dass die Theorie der REVT auf die meisten Störungen angewandt wird und nicht auf bestimmte Störungsbilder. Veröffentlichte Studien konzentrieren sich meist auf bestimmte Aspekte von Störungen wie Depression, Angst oder Wut. Unsere Überlegung, dass die REVT auf eine Reihe von Störungen anwendbar ist, mag dazu geführt haben, dass es weniger Untersuchungen zur Anwendung der REVT bei spezifischen Störungen gibt. Ein weiterer Aspekt der REVT, der sich nicht für Forschungen empfiehlt, ist möglicherweise die Tatsache, dass sie eine große Anzahl an kognitiven, emotiven und behavioralen Techniken einsetzt, wie sie in den Kapiteln dieses Buches beschrieben wurden. Damit unterscheidet sie sich von den kognitiv-behavioralen Systemen, die weniger kognitive und behaviorale Methoden anwenden. Aus diesem Grund ist es schwierig, die relative Effektivität der verschiedenen Techniken zu testen, die in der REVT zur Anwendung kommen.

Die REVT fand Unterstützung in dem von Butler und Kollegen (2006) verfassten umfassenden Überblick über Metaanalysen, die eine empirische

Validierung der KVT bei unterschiedlichen klinischen Anwendungen vornehmen. Nach Butler und Mitarbeitern ist die KVT am wirksamsten bei Unipolarer Depression, Generalisierter Angststörung, Panikstörung mit oder ohne Agoraphobie, sozialer Phobie, Posttraumatischer Belastungsstörung und Depressions- und Angststörungen bei Kindern.

Hunderte von Forschungsstudien validieren die wesentlichen theoretischen Hypothesen der REVT (Ellis/Whiteley 1979). Da viele der REVT-Techniken auch bei der KVT anzutreffen sind, ist sie darüber hinaus durch die umfangreiche Forschung zur KVT validiert. Vor allem die von Aaron T. Beck und seinen Kollegen stützt die klinischen Hypothesen der REVT (Alford/Beck 1997). Mehr als 1.000 weitere Studien belegen, dass die Irrationalitätsskalen, die sich aus der Liste der irrationalen Überzeugungen von Ellis herleiten, signifikant mit den diagnostischen Störungen korrelieren, mit denen diese Skalen getestet wurden (Hollon/Beck 1994; Woods 1992). Die REVT als Vorläufer der KV-Therapien und Becks KVT weisen signifikante Überschneidungen sowohl mit frühen kognitiv-therapeutischen Ansätzen von Janet (1898), Dubois (1907) und Adler (1929) als auch mit existenziell-humanistischer und der Verhaltenstherapie auf. Die REVT ist außerdem außergewöhnlich eklektisch und integrativ, ebenso wie die Multimodale Therapie nach Arnold Lazarus (1989). Insgesamt wurden die KVT und die REVT in mehr als 2.000 Ergebnisstudien getestet. Bei der großen Mehrzahl davon erweist sie sich als effektiver als andere Therapieformen. Diese Studien belegen zudem, dass Klienten, denen man ihre irrationalen und dysfunktionalen Überzeugungen aufgezeigt hatte und die die Methoden gelernt hatten, mit denen sie sie verändern konnten, eine geringere Neigung zu Neurosen aufwiesen und weniger unter schweren Persönlichkeitsstörungen litten (Hollon/Beck 1994; Lyons/Woods 1991; McGovern/Silverman 1984; Meichenbaum 1977; Silverman et al. 1992). Die REVT arbeitet mit einem wesentlich stärker philosophisch ausgerichteten Ansatz als die anderen Schulen der KVT. Sie bezeichnet ihn als den *eleganten Ansatz*, der darauf abzielt, grundlegende Lebensphilosophien und Forderungen eines Menschen zu verändern statt allein an seinen Symptomen zu arbeiten. Metaanalysen von Engels und Kollegen (1993) und Lyons und Woods (1991) haben seine Wirksamkeit evaluiert. Blau und Mitarbeiter (2006) stellten eine enge Beziehung zwischen den wesentlichen philosophischen Disputen der REVT und dem Persönlichkeitsmodell von Costa und McCrae (1992a, b) fest.

Die REVT in Verbindung mit Medikamenten hat sich bei Major Depression als wirksamer erwiesen als eine ausschließlich medikamentöse Behandlung (Macaskill/Macaskill 1996). Dasselbe gilt für dysthymische Störungen (Wang et al. 1999). Auch bei stationär behandelten Schizophreniepatienten zeigte sich die REVT als effektive adjunktive Behandlung (Shelley et al. 2001). Sie hat sich darüber hinaus bei der Behandlung von Zwangsstörungen, sozialer Phobie und sozialen Angststörungen als den Kontrollbedingungen überlegen erwiesen (Dryden/David 2008). REVT und KVT wurden in einer Reihe von Studien untersucht, die von Baucom und Epstein (1990), Beck (1988), Hayes und Kollegen (1994) und Jacobson (1992) zusammengefasst wurden. Die Untersuchungen belegten die Wirksamkeit der beiden Methoden in der Familientherapie. Eine einzigartige Studie von Faucher und Kiely (1955) zeigt an, dass die Philosophie der REVT bei der Behandlung älterer Menschen besonders wirksam ist.

Die Sonderausgabe der Zeitschrift *American Psychology* vom Januar 2000, herausgegeben von Martin Seligman und Mihaly Csikszentmihalyi (2000), enthält 15 Artikel, in denen viele bedeutende Psychologen und Forscher anhand von Studienbewertungen zeigen, welche Faktoren wahrscheinlich signifikant zu positiver Psychologie und zur Verminderung von kognitiv-emotional-behavioralen Dysfunktionen beitragen. Wir haben uns gefreut zu sehen, dass diese Experten auf dem Gebiet der Psychologie menschlichen Glücks mit den wichtigsten therapeutischen Ideen der REVT über Selbststörungen weitgehend übereinstimmten.

Bislang wurden keine Untersuchungen zu der elementaren Lehre der REVT veröffentlicht: dass Menschen sich weitgehend selbst stören, indem sie in absolutistischen „Sollte"- und „Muss"-Mustern denken. Wir hoffen inständig, dass solche Studien durchgeführt werden – gründlich und bald. Wir hoffen, dass noch mehr Ergebnisstudien durchgeführt werden, vor allem in solchen Bereichen wie Angststörungen, Depression, Wutstörungen, Suchtverhalten und Beziehungsproblemen. Wir hoffen, dass die relative Effektivität der grundlegenden REVT-Prozeduren im Vergleich zu denen der allgemeinen KVT und anderer therapeutischer Systeme untersucht werden wird. Wir hoffen, dass mehrere wichtige kognitive, emotive und behaviorale Techniken getestet werden, um zu sehen, ob sie sich gegenseitig unterstützen – wie wir annehmen – oder ob einige von ihnen relativ ineffektiv sind. Wir regen Forschungen zu der Effektivität der REVT als Selbsthilfeansatz an.

Es ist ironisch, dass meine (AE) zahlreichen Selbsthilfebücher aufgrund ihrer immensen Popularität im Laufe der letzten 50 Jahre – zum Teil dank der Therapeuten, die sie ihren Klienten empfohlen haben – fälschlich als leicht oder oberflächlich angesehen wurden und daher einige Akademiker und „wissenschaftliche" Fachleute meiner Arbeit gegenüber voreingenommen waren und von Untersuchungen dieser Arbeit abgeraten haben. Alfred Adler (1931), der viele seiner wichtigsten Bücher für die breite Öffentlichkeit schrieb und nicht für Fachleute, wurde ähnlich vernachlässigt.

Wenn die Wirksamkeit der REVT im Rahmen vieler weiterer Forschungen untersucht wird, wird sehr wahrscheinlich das validiert werden, was wir bei unserer Arbeit klinisch beobachtet haben – die Wirksamkeit, Eleganz und Effizienz der REVT.

Spezifische Probleme und Klientenpopulationen, bei denen die REVT effektiv oder nicht effektiv ist

Wie bereits an anderer Stelle ausgeführt, ist die REVT dann am effektivsten, wenn sie bei intelligenten Menschen eingesetzt wird, die für Veränderungen motiviert sind, die bereit sind, die humanistische und lebensbejahende Philosophie der REVT anzunehmen, und die sich konsequent bemühen, tiefgreifende und nachhaltige Veränderungen herbeizuführen.

Der Ansatz ist normalerweise nicht effektiv bei Menschen, die schwere Lernschwierigkeiten haben, die an schweren Psychosen leiden, die den Kontakt zur Realität stören, die Widerstand leisten, faul sind, eine niedrige Frustrationstoleranz mitbringen und den Wunsch haben, Veränderungen leicht und mühelos zu bewerkstelligen (d.h. Zauberdenken), und die narzisstische, starr dogmatische und hypomanische Tendenzen aufweisen.

Wie funktioniert die REVT bei Klienten aus unterschiedlichen Kulturen?

Die REVT hat bei Menschen aus unterschiedlichen Kulturen und Religionen (Nielsen et al. 2001) gute Ergebnisse erzielt, ebenso bei Schulkindern (Seligman et al. 1995). Sie achtet auf die Gepflogenheiten, die Sprache und Tabus, die Klienten aus fremden Kulturen und verschiedenen Religionsgruppen mitbringen und glauben. Sie unterstützt so weit wie möglich die lebensbejahenden Ziele der Klienten und hilft ihnen, sie im Kontext ihrer Kultur und Religion zu erreichen, ohne den Versuch zu unternehmen, diese Facetten ihres Lebens zu ändern.

Ziemlich viele Klienten mit unterschiedlichem kulturellen Hintergrund, denen durch die REVT geholfen worden ist, sind Opfer von Vorurteilen, und manche sind von voreingenommenen und bigotten Menschen in ihrer Umgebung verfolgt worden. Als Folge davon haben sich manche von ihnen depressiv gemacht und fühlten sich hoffnungslos, während sich andere angesichts der Ungerechtigkeit der Welt und des gemeinen Verhaltens ihrer Verfolger wütend gemacht haben. Die REVT ermuntert solche Klienten dazu, die Tatsache zu akzeptieren, dass das Leben oft unfair ist, zu verändern, was sie verändern können – wenn überhaupt –, zu erkennen, dass ihre Depression oder ihre Wut ihnen nicht hilft, sondern sie hindert, die spezifischen irrationalen Überzeugungen zu identifizieren, die ihre schwächenden Emotionen hervorrufen, und diese Überzeugungen oft und mit Nachdruck zu disputieren. Es bedarf beständiger Anstrengungen, um vor allem ein gutes Maß an bedingungsloser Selbstakzeptanz, bedingungsloser Akzeptanz anderer und bedingungsloser Akzeptanz des Lebens zu erreichen.

Wenn die REVT bei Klienten mit unterschiedlichem kulturellen Hintergrund angewandt wird, wird ein geübter und geschickter Therapeut sein Verhalten, seine Stimme und seine Sprache anpassen, wenn es angemessen ist, um für den Klienten eine Situation zu schaffen, in der er sich wohlfühlt. Für den Therapeuten ist es hilfreich, dem Klienten nach Möglichkeit Beispiele zu geben, die seiner Kultur verständlich sind. Vor allem, wenn der Klient eine andere Muttersprache hat als der Therapeut, ist es wichtig, dass der Therapeut im Zweifelsfall prüft, ob der Klient versteht, was er ihm vermitteln will. Möglicherweise sind Geduld und eine eingehendere Erläuterung des Konzepts der REVT erforderlich.

Die REVT ist ihrem Charakter nach vernünftig, humanistisch und bodenständig, und daher stellen wir fest, dass sie mit Aspekten der Philosophien vieler Gesellschaften und Kulturen viel gemeinsam hat. Sie kann also problemlos verstanden und angewandt werden. In vielen Gesellschaften und Kulturen versteht man die Konzepte der REVT, z.B. Selbst-Interesse, soziales Interesse, Toleranz, Selbstakzeptanz, Akzeptanz anderer und des Lebens, Akzeptanz von Mehrdeutigkeit, Akzeptanz der Realität, Engagement, gesunde Risikobereitschaft, Rationalität, Flexibilität, wissenschaftliches Denken. In den Jahren unserer klinischen Erfahrung haben wir festgestellt, dass die REVT bei Klienten mit unterschiedlichem kulturellen Hintergrund wirksam ist, wenn sie richtig verstanden und angewandt wird.

Fazit

Wir laden unsere Leser, die im Bereich der Forschung tätig sind, mit Nachdruck ein, diese Gebiete zu untersuchen. Wir hoffen, dass sie einen Anschluss zu bisherigen Forschungen herstellen und weitere Studien durchführen, die die immense Wirksamkeit und Effektivität des REVT-Ansatzes demonstrieren und validieren, die wir und zahllose andere Therapeuten und Klienten über die Jahre festgestellt und erfahren haben.

6 Ausblick auf künftige Entwicklungen

Wir sind der Überzeugung, dass die Zukunft von Psychologie und Psychotherapie in hohem Maße integrativ sein wird, jedoch zu großen Teilen und signifikant aus der Theorie und Praxis bestehen wird, die in der Rational-Emotiven Verhaltenstherapie (REVT) und der Kognitiven Verhaltenstherapie (KVT) angewandt werden.

Es wäre wünschenswert, wenn die REVT als die ursprüngliche Form der KVT anerkannt und sie nicht mit der KVT vermischt würde, sodass die charakteristischen Merkmale der REVT verloren gehen.

Wir glauben, dass die REVT zusätzlich zu ihrer anhaltenden Wirksamkeit in Einzel- und Gruppentherapie mehr und mehr mithilfe von Psychoedukation und Massenmedien verbreitet werden wird. Auf diese Weise hat sie in den vergangenen sechs Jahrzehnten bereits Millionen von Menschen erreicht. Workshops, Vorträge und Seminare werden weiterhin angeboten werden. Interviews und Präsentationen über Webcasts, Radio und Fernsehen werden Menschen auch weiterhin über die Relevanz und Anwendungsmöglichkeiten der REVT in jedem Bereich ihres Lebens informieren, ebenso wie Literatur, CDs und DVDs zur REVT. Die REVT kann für Menschen, die sich nicht an einen Therapeuten wenden wollen, mit ihren Materialien zur Selbsthilfe wichtige Unterstützung bieten. Es gibt bereits Selbsthilfegruppen, die nach den Prinzipien der REVT arbeiten, und ihre Zahl wird steigen. SMART (self-management and recovery training – Selbstbewältigungs- und Genesungstraining) wendet sich an Suchtkranke und führt regelmäßige Zusammenkünfte überall in den USA durch, bei denen nach den Prinzipien der REVT gearbeitet und wo sie weitergegeben werden. Diese Methode wird zunehmend beliebter. Ebenso beliebt ist Stressbewältigungstraining am Arbeitsplatz, in Organisationen und in Beratungsgruppen, bei dem das Gedankengut der REVT mit einfließt. Wir gehen davon aus, dass es immer mehr solcher Angebote geben wird.

Es ist einer unserer größten Wünsche für die REVT und für viele Leute, die davon profitieren könnten, dass dieser Therapieansatz in den regulären

Schulbetrieb einfließt, und zwar in jeder Schulstufe, von der Vorschule bis zur Highschool, am College und bei Studenten an den Universitäten. Der Wert einer emotionalen Bildung junger Leute ist unschätzbar, vor allem in der heutigen Zeit. Manche Schulen und Colleges haben diesen Gedanken bereits aufgegriffen, sie bieten fortlaufende Schulungsprogramme an. Mögen sie wachsen und gedeihen! Die Zukunft von Psychotherapie und Psychologie kann sehr wohl in der Entwicklung und Verbreitung besserer Methoden zur emotionalen Bildung liegen, vor allem einer rational-emotiven Bildung oder einer rational-emotiven Verhaltensbildung, wie sie mittlerweile häufig genannt wird. Präsentationen zu dieser Form der Verhaltensbildung werden zurzeit in Australien von Giulio Bartolozzi und mir (DJE) gegeben, viele andere werden in den USA und anderen Ländern von mir und anderen gegeben. Mobbing in der Schule scheint ein ständiges Problem zu sein, bei dem die REVT Lehrern und Eltern helfen kann, wenn sie sie sowohl auf den Gemobbten als auch auf den Mobbenden anwenden. Untersuchungen zu diesem Thema werden zurzeit von Giulio Bartolozzi und Ken Rigby in Südaustralien durchgeführt.

Weiterhin ermuntern wir Therapeuten, die mit einem anderen Ansatz als der REVT arbeiten, Aspekte der REVT in ihre Arbeit einfließen zu lassen. Viele Therapeuten, die sich nicht als Anhänger der REVT bezeichnen würden, haben uns in den vergangenen Jahrzehnten geschrieben und uns mitgeteilt, wie sehr sie einige der kognitiven, emotiven oder behavioralen Techniken der REVT schätzen, die ihre Arbeit mit ihren Klienten verbessert haben. Bei dem Jahreskongress der North American Society of Adlerian Psychology (Nordamerikanische Gesellschaft der Adlerschen Psychologie) im Juni 2010, die in Minneapolis/St. Paul stattfand, hielt ich (DJE) einen Workshop mit dem Titel „Dear Adlerians: Add Some REVT to Your Lives“ (Liebe Adlerianer, bringen Sie ein bisschen REVT in Ihr Leben). Viele der Teilnehmer berichteten, dass einige der speziellen REVT-Techniken sehr gut zu ihren klinischen Methoden passen würden, und kündigten begeistert an, sie anwenden zu wollen.

In den vergangenen drei Jahrzehnten hat das Interesse an der Verbindung von Körper und Seele stetig zugenommen, und es ist bis heute ein wichtiges Thema. Seit Jahren betont die REVT, welch destruktive Wirkung ungesunde Emotionen wie Wut, Depression und Angst auf unsere physische Gesundheit haben. Wir hoffen, dass mehr Untersuchungen durchgeführt werden, die belegen, was die Autoren immer wieder erlebt und beobachtet haben: die lebens- und gesundheitsbejahenden Ergebnisse bei Menschen, die die REVT praktizieren und die dadurch neben gesünderen emotionalen Zuständen eine Verbesserung ihrer physischen Gesundheit, Energie und Widerstandskraft erreichen.

Die REVT wurde in der Vergangenheit und wird weiterhin bei verschiedenen Wirtschaftsunternehmen vorgestellt, bei „Salons" zur Förderung des Dialogs über aktuelle Themen und Perspektiven wie beim International Center for Integrative Studies (Internationales Zentrum für Integrative Studien), bei Foren zu Fragen der Religion und anderen öffentlichen Versammlungen dieser Art. Wie bereits erwähnt, kann die REVT *allen* in einer Gesellschaft nützen. So hilfreich sie für alle Angehörigen der Heilberufe und ihren Klienten ist, so sehr hoffen wir, dass sie mehr und mehr allen möglichen öffentlichen Gruppen und Versammlungen vorgestellt wird, zum Nutzen aller, die daran teilnehmen.

Leider leben wir in Zeiten des Krieges, und viele Teilnehmer und Überlebende dieses Krieges leiden unter Posttraumatischen Belastungsstörungen (PTBS). Ich (AE) habe über die Anwendung der REVT bei PTBS geschrieben (Ellis 2001b). Für Armeeangehörige und ihre Familien wäre es sehr hilfreich, die REVT zu erlernen und anzuwenden. Krippner und Paulson haben dazu geschrieben (Paulson/Krippner 2007), und andere haben ausgeführt, dass kognitiv-behaviorale Methoden die wirksamsten Behandlungsmethoden bei PTBS seien (Friedman 1994).

In einem Artikel, der in der Zeitschrift *National Psychologist* erschienen ist (Gill 2010), wurde berichtet, dass die US-Armee plant, ihren Soldaten eine Ausbildung in positiver Psychologie und emotionaler Widerstandsfähigkeit vorzuschreiben. Obwohl bereits einige Prinzipien der REVT in diese Ansätze einfließen, hoffen wir, dass sie noch stärker betont werden. Darüber hinaus hoffen wir, dass regelmäßige Nachbereitungen stattfinden, um die Fortschritte (oder den Mangel an Fortschritten) der beteiligten Menschen festzustellen. Gut wäre auch, das Angebot auf die Partner und Familien der Soldaten auszudehnen.

Wir glauben, dass die REVT, wenn sie solide praktiziert und präsentiert wird, vielen Menschen hilft, ihren Zustand tatsächlich zu bessern – und sich nicht nur besser zu *fühlen*. Sie führt daher für zahlreiche Klienten zu einer Reduzierung ihrer gestörten Gefühle und Verhaltensweisen, die durch gesunde ersetzt werden. Zugleich nehmen sie eine tiefgreifende Umwandlung ihrer zugrunde liegenden dysfunktionalen Philosophien in rationale und mitfühlende Philosophien vor. Wenn die REVT noch mehr praktiziert und präsentiert wird und zugleich weitere gründliche Ergebnisstudien durchgeführt werden, können die Marginalisierung der REVT verringert und ihr Wachstum und ihre Popularität weiter gestärkt werden.

Wenn das passiert, kann es gut sein, dass die REVT die Psychotherapie des 21. Jahrhunderts ebenso revolutioniert wie die des 20. Jahrhunderts.

7 Zusammenfassung

Durch die Rational-Emotive Verhaltenstherapie (REVT) hat sich eine große Anzahl an Menschenleben zum Besseren gewendet, und aller Wahrscheinlichkeit nach wird das in Zukunft immer häufiger der Fall sein.

Die REVT war der Wegbereiter der Kognitiven Verhaltenstherapie. Aus ihr erwuchsen zehn Jahre, nachdem sie begründet worden war, andere Formen der Kognitiven Therapie und der Kognitiven Verhaltenstherapie, die ihre wesentlichen Methoden übernahmen. Dazu gehören George Kellys bahnbrechende Persönlichkeitskonstrukttheorie (1955), Aaron Becks Kognitive Therapie (1976), Maxie C. Maultsbys Rationale Verhaltenstherapie (1984), William Glassers Realitätstheorie (1965), Arnold Lazarus' Multimodale Therapie (1989), Donald Meichenbaums Kognitive Verhaltensmodifikation (1977) und Michael Mahoneys Kognitive Therapie (1991). In der Akzeptanz- und Commitment-Therapie von Stephen Hayes (Hayes et al. 1999) finden sich signifikante Aspekte der Selbstakzeptanz, der Akzeptanz anderer und der Akzeptanz des Lebens wieder.

Die REVT wurde in viele Selbsthilfebücher und -ansätze einbezogen, und sowohl glaubwürdige als auch kultisch ausgerichtete „Selbsterfahrungs"-Gruppen und -ansätze der letzten vier Jahrzehnte des 20. Jahrhunderts und jene, die nun im 21. Jahrhundert existieren, haben sie sich zu eigen gemacht. Ihren Nutzen spüren diejenigen, die sie praktizieren – und die *aktiv* werden, sobald sie feststellen, dass ihre Denkweisen, Gefühle und Verhaltensweisen einen selbstschädigenden Charakter annehmen. Menschen lernen die Prinzipien und praktische Umsetzung der REVT im Rahmen einer Einzeltherapie, Gruppentherapie oder Ausbildung kennen oder durch Workshops, Vorträge, Präsentationen, Schul- und Collegekurse, Seminare, Selbsthilfegruppen, Bücher, Kassetten, CDs, DVDs, Presseartikel, Interviews oder Geschichten in Radio oder Fernsehen und durch Empfehlungen anderer, die sie anwenden und davon profitieren. Wir präsentieren die REVT in den Vereinigten Staaten und in anderen Ländern sowohl vor Fachpublikum als auch für die breite Öffentlichkeit. Albert Ellis starb während der Arbeit an diesem und anderen Büchern. Er nahm bis kurz vor seinem Tod im Juli 2007 an diesen Präsentationen teil. Obwohl er ein Jahr und zwei Monate vor seinem Tod im Krankenhaus und in einer Reha-Einrichtung verbrachte, unterrichtete er Studenten der Psychologie und Psychosozialen Beratung und andere, die zu diesem Zweck in die Pflegeeinrichtung und ins Krankenhaus kamen. Außerdem gab er Journalisten und Professoren weiterhin Interviews, schrieb und kümmerte sich um andere Sachen, soweit es seine Gesundheit und seine Kräfte zuließen. Ich, Debbie Joffe Ellis, schreibe weiter über die REVT und stelle sie in den Vereinigten Staaten und in anderen Ländern vor.

Ihre Effektivität, mit der sie gesunde Veränderungen bei Menschen herbeiführt, die sie anwenden, macht die REVT für viele attraktiv. Sie ist nicht komplex oder kompliziert, sie ist praktisch und für viele motivierte Menschen leicht zu lernen, sie fördert die Abhängigkeit der Klienten von ihren Therapeuten oder REVT-Lehrern nicht (tatsächlich geht sie gegebenenfalls aktiv dagegen vor). Auf diese Weise befähigt sie ihre Anwender und führt sie immer wieder darauf zurück, dass *sie* für ihre Handlungen, Gedanken und Gefühle verantwortlich sind – dass *sie* ihr emotionales Schicksal steuern.

Ihre philosophische Ausrichtung unterscheidet die REVT von den meisten anderen kognitiven Therapien. In diesem Zusammenhang seien besonders die bedingungslose Selbstakzeptanz, die bedingungslose Akzeptanz anderer und die bedingungslose Akzeptanz des Lebens genannt sowie der Nachdruck und das Gewicht, die sie auf die Disputation der „Muss"- und „Sollte"-Forderungen legt. Sie ist zugleich pragmatisch und mitfühlend: Sie ist beides *und* nicht *entweder-oder*. Es ist eine ganzheitliche Methode. Sie vertritt die Vision, dass alle Gesellschaften, Kulturen und Länder davon profitieren, je mehr Menschen sich emotional, mental und in ihren Verhaltensweisen gesund machen. Letztendlich könnten Gewalt und Terrorismus auf diese Weise reduziert und verhindert werden. Letztendlich könnte dies die Manifestation des negativen Potenzials der Menschheit verhindern, sich selbst durch Machthunger, Kriege, Mord und die Vernachlässigung und den Missbrauch anderer Lebensformen und die natürliche Umgebung, in der wir leben, zu zerstören.

Die REVT beinhaltet eine Reihe von wichtigen Prinzipien. Sie geht davon aus, dass Menschen sowohl durch ihre biologischen Gegebenheiten als auch durch ihre Umgebung beeinflusst werden und dass wir von Anfang an die Fähigkeit haben, *sowohl* verquer *als auch* vernünftig zu denken. Unsere Bewusstheit – über das Nachdenken nachzudenken – gibt uns die Möglichkeit zu wählen, wie wir denken, fühlen und handeln, und unsere Emotionen und Verhaltensweisen ergeben sich weitgehend aus der Art und Weise, wie wir über uns selbst, andere und die Welt um uns herum denken oder sie wahrnehmen.

Wenn wir rational und realistisch denken, bringen wir gesunde und angemessene Emotionen hervor und verhalten uns entsprechend. Wenn wir in irrationalen, starren und fordernden (*Muss*turbation) Bahnen denken, bewirken wir ungesunde negative emotionale und behaviorale Konsequenzen. Durch die realistische, logische und pragmatische Disputation irrationaler Überzeugungen entstehen als Ersatz rationale Überzeugungen und effektive neue Philosophien, die uns gesund und produktiv fühlen und handeln lassen.

Die REVT erinnert uns immer wieder daran, dass es andauernder und beharrlicher Arbeit und Übung bedarf, um gesunde und lebensbejahende Denkweisen, Gefühle und Verhaltensweisen aufrechtzuhalten. Es werden kognitive, emotive und behaviorale Hausaufgaben erteilt, die im Rahmen der Therapie nachbereitet werden. Menschen, die keine Therapie machen, können sich selbstverständlich selbst solche Aufgaben stellen. Oft geht es bei den Aufgaben darum, die ABC-Methode der REVT in schriftlicher Form anzuwenden. Dabei werden die Details der einzelnen Aspekte aufgeführt:

A. = aktivierendes Ereignis (activating event),
B. = Überzeugungen oder Glaubenssystem („beliefs" oder „belief systems"; IBs = irrational beliefs, RBs = rational beliefs) und
C. = emotionale oder behaviorale Konsequenzen (consequences).

Dann mit Nachdruck

D. = die IBs disputieren und
E. = effektive neue Philosophien entstehen lassen.

Die folgenden Techniken gehören ebenfalls zur REVT: sekundäre Symptome anerkennen und behandeln, das Kosten-Nutzen-Verhältnis abschätzen, Ablenkungsmethoden wie Yoga, Meditation und Atemübungen einsetzen, Vorbilder nachahmen, mit edukativen und verstärkenden Materialien wie Büchern (Bibliotherapie), Kassetten, CDs, DVDs arbeiten, rationale Vorstellungsübungen machen, Übungen zur Schambekämpfung machen, Rollenspiele und Spiele mit umgekehrten Rollen spielen, Aufnahmen mit energischem Disput anfertigen, bedingungslose Selbstakzeptanz, bedingungslose Akzeptanz anderer und bedingungslose Akzeptanz des Lebens erlangen, eine hohe Frustrationstoleranz aufbauen, Verstärkungen und Sanktionen einsetzen, Fertigkeiten trainieren und Rückfallprävention anwenden.

Die REVT empfiehlt, mit reichlich Humor zu arbeiten. Humor hilft, die

Dinge mit Augenmaß zu sehen. Er kann selbstschädigendes Verhalten verhindern, wie es auftreten kann, wenn Menschen sich selbst, andere und die Ereignisse und Gegebenheiten des Lebens zu ernst nehmen. Ohne Humor und eine gesunde Sichtweise neigen die meisten Menschen zum Katastrophisieren und Verschrecklichen.

Die REVT empfiehlt den Menschen, gewissenhaft zu sein und der „Tyrannei des Sollens" und der „*Muss*turbation" dadurch entgegenzutreten, dass sie solche Forderungen disputieren und umdenken. Die drei wesentlichen „Muss"-Forderungen, auf die man achten und die man disputieren sollte, lauten:

1. „Ich muss gute Leistungen bringen und von anderen geliebt und anerkannt werden."
2. „Andere Menschen müssen mich fair, freundlich und gut behandeln."
3. „Die Welt und meine Lebensumstände müssen angenehm, zufriedenstellend und gerecht sein und mich mit allem versorgen, was ich im Leben haben möchte."

In der REVT wird empfohlen, mit aufgeklärtem Selbstinteresse zu handeln. Zusätzlich zu dem, was in diesem Buch bereits ausgeführt wurde, empfehlen wir, die Menschen, mit denen wir uns umgeben, klug zu wählen. Bisweilen haben Menschen keine Wahl – so gibt es möglicherweise Familienmitglieder, die man nicht aus seinem Leben „werfen" oder Arbeitskollegen und Vorgesetzte, die man nicht loswerden kann, und man möchte seinen Job behalten, trotz dieser schwierigen Anderen. In solchen Fällen empfiehlt die REVT, eine tolerante Haltung einzunehmen und sich eine hohe Frustrationstoleranz anzuerziehen. Die REVT empfiehlt, sich solchen Herausforderungen zu stellen und dabei Bewältigungsaussagen anzuwenden wie „Ich kann aushalten, was ich nicht mag" und „Ich kann das Leben trotzdem genießen, auch wenn ich nicht jeden Menschen mag, der sich im Moment darin befindet."

Wenn es jedoch Wahlmöglichkeiten gibt, raten wir Menschen dringend, die Leute in ihrem Leben klug auszusuchen und diejenigen zu wählen, die sich als vertrauenswürdig und in ihrer Lebensphilosophie und ihrem Verhalten moralisch einwandfrei erwiesen haben, ähnliche Werte vertreten wie wir selbst und freundlich und gütig sind. Die bedingungslose Akzeptanz anderer – die, wie Sie bereits gelesen haben, zu den wichtigsten Philosophien der REVT gehört – bedeutet nicht, dass man Menschen in sein Leben lässt, deren Verhalten schädlich ist. Dadurch, dass Sie sie bedingungslos akzeptieren und die Tatsache anerkennen, dass es sich um fehlbare menschliche Wesen handelt, die sich schlecht verhalten, deshalb aber nicht vollkommen schlecht sind, verhindern Sie, dass Sie zornig und verbittert sind. Möglicherweise empfinden Sie sogar Mitgefühl mit ihnen. Dann ist es unwahrscheinlich, dass Sie in Ihrem Verhalten diesen Menschen gegenüber selbstzerstörerisch handeln. Auf diese Weise bleiben Sie vernünftig und emotional gesund. Das bedeutet jedoch nicht, dass Sie nicht alles Mögliche unternehmen, um unangemessene Handlungen dieser Menschen zu unterbinden, oder dass Sie ihnen weiterhin einen wichtigen Platz in Ihrem Leben einräumen (wenn überhaupt).

Urteilsvermögen und kluge Entscheidungen sind hier gefragt.

Die REVT empfiehlt den Menschen, sich in gesunden Projekten zu engagieren, in fesselnden Beschäftigungen aufzugehen, selbst kreativ zu werden und sich an der Kreativität anderer zu freuen. Wenn man in einer sozialen Gruppe lebt, ist es eine gute Idee, auch ein Gemeinschaftsgefühl zu entwickeln, wie Alfred Adler (1929) ausführte, und hilfreich und fürsorglich mit anderen und mit Umweltbelangen umzugehen.

Das Leben ist kurz.

Die Zeit vergeht rasch.

Die REVT ermutigt alle Menschen zu akzeptieren, dass es trotz aller Herausforderungen und allen Leids, die das Leben mit sich bringt, auch Freude geben kann, wenn man die Prinzipien, Praktiken und Techniken der REVT akzeptiert und anwendet, wenn Menschen dankbar sind für die guten und positiven Dinge und Möglichkeiten in ihrem Leben und wenn jeder Einzelne für sich wählt, weniger Leid zu erdulden und größere Freude und Erfüllung zu erreichen. Wir hoffen, dass die REVT immer mehr angenommen und praktiziert wird und dass viele ausgebildete Menschen sie verbreiten und in ihrer praktischen Arbeit anwenden. Darüber hinaus hoffen wir, dass sie weiterhin durch Forschungsprojekte validiert wird.

Es ist unser innigster Wunsch, dass die REVT auch weiterhin Millionen von Menschen helfen wird, sich selbst zu helfen, dass sie noch spezifischer und tiefergehend wird und am Puls der Zeit bleibt und dass sie stetig weiter wächst und gedeiht und sich entfaltet. Wir sagen vorher, dass es so sein wird.

Denn für diejenigen, die damit arbeiten, funktioniert sie!

Glossar

ABC-Theorie der REVT: die Formel, die die Entstehung emotionaler Störungen beschreibt. A steht für „activating event" (auslösendes Ereignis) oder „adversity" (Widrigkeit), und B steht für „belief" (Überzeugung) oder „belief system" (Glaubenssystem). (Überzeugungen können rational, irrational oder beides sein.) Das C steht für „consequence" (Konsequenz oder resultierendes Verhalten). A x B = C.

bedingungslose Akzeptanz anderer: bedingungslos alle anderen Menschen akzeptieren, auch wenn sie sich schlimm verhalten, die Vergehen anderer ablehnen, dabei aber nicht grob verallgemeinern und sie als durch und durch verderbte Sünder betrachten. Die bedingungslose Akzeptanz anderer fordert uns auf zu bedenken, dass jeder von uns fehlbar ist und Schwächen hat, und diesen Schwächen mit Demut und Mitgefühl zu begegnen.

bedingungslose Akzeptanz des Lebens: bedingungsloses Akzeptieren des Lebens und der Welt mit allen unfairen und miesen Facetten. Die REVT unterstützt keine Ungerechtigkeit, kein unfaires Verhalten und keine Gemeinheiten und ermutigt die Menschen, alles zu tun, um Unrecht zu vergelten. Die bedingungslose Akzeptanz des Lebens fordert uns jedoch auf, dabei ohne Groll vorzugehen und mit Anstand das zu akzeptieren, was sich im Moment nicht ändern lässt.

bedingungslose Selbstakzeptanz: sich selbst mit allen Fehlern und Schwächen bedingungslos annehmen. Die bedingungslose Selbstakzeptanz fordert uns auf, von unseren Fehlern zu lernen, uns aber nicht selbst zu demütigen oder fälschlich anzunehmen, dass wir insgesamt ein Fehler oder Versager sind. Sie ermutigt uns zu der Erkenntnis, dass unser Wert als Menschen einfach deshalb existiert, weil wir existieren. Unser Wert ist nicht das Ergebnis unseres guten, reinen, engelsgleichen Verhaltens. Die bedingungslose Selbstakzeptanz bedeutet, sich mit Entschlossenheit anzunehmen und sein Selbst und sich in seiner Gesamtheit zu respektieren, unabhängig davon, ob man gute Leistungen bringt und die Zustimmung anderer erlangt oder nicht.

Disputieren: der Prozess, durch den irrationale Überzeugungen mit aller Macht infrage gestellt werden, mit dem Ziel, sie zu schwächen und sie schließlich nicht mehr zu glauben. Die drei Hauptformen der Disputation sind die realistische (oder empirische) Disputation, die logische Disputation und die pragmatische Disputation.

effektive neue Philosophien: rationale Einsichten als Ergebnis der Disputation irrationaler Überzeugungen. Dazu gehören Präferenzen und Wünsche und das Vermeiden von Forderungen. Effektive neue Philosophien sind sachlich und realistisch, nicht übertrieben und nicht grob verallgemeinernd. Sie sind zielführend und lebensbejahend und flexibel und führen nicht dazu, sich selbst, andere oder die Welt zu verdammen.

elegante Lösungen in der Psychotherapie: das Bemühen, zugrunde liegende irrationale und selbstschädigende Philosophien in rationale und lebensbejahende umzuwandeln und tiefgreifende anhaltende Veränderungen in Form von verminderten Störungen und geringerer Störbarkeit herbeizuführen. Im Gegensatz dazu greifen unelegante Lösungen lediglich die äußeren Symptome von Störungen auf und bemühen sich allein um praktische Lösungen zu aktuellen Themen.

Expositionstechniken: eine der in der REVT angewandten verhaltensbezogenen Techniken. Dabei geht es um eine Konfrontation mit den die Symptome auslösenden Situationen und das Durcharbeiten der Gedanken und Gefühle, die mit ihnen einhergehen.

gesunde negative Emotionen: angemessene, nicht schwächende emotionale Reaktionen, wenn man nicht das bekommt, was man möchte, oder das bekommt, was man nicht möchte. Diese Reaktionen entspringen rationalen Denkweisen. Zu den gesunden negativen Emotionen gehören Ärger, Frustration, Sorge, Kummer, Bedauern, Traurigkeit und Enttäuschung.

hohe Frustrationstoleranz: die Anti-Verschrecklichungsphilosophie, unvermeidliche Ärgernisse im Leben zu akzeptieren und zu tolerieren, auch wenn man sie nicht will, mag oder bevorzugt. Minimiert Ungeduld und verhindert Wut.

In-vivo-Desensibilisierungen: Eine verhaltensbezogene Technik der REVT, bei der man in einer Reihe abgestufter Aufgaben (harmlose Aktionen) das tut, wovor man sich fürchtet, um die Furcht zu überwinden. In-vivo-Desensibilisierungen werden normalerweise mit allmählich gesteigertem Intensitätsgrad durchgeführt.

irrationale Überzeugungen (irrational beliefs = IBs): selbstschädigende Überzeugungen, die zu schwächenden und ungesunden negativen Emotionen führen. Zu diesen gehören eine starre Forderungshaltung, Verschrecklichung und Katastrophisierung sowie die Neigung, sich selbst, andere und das Leben zu verdammen. Diese Überzeugungen gründen nicht auf Fakten oder der Realität. Sie übertreiben oder verzerren die Wahrheit und gehen mit einer niedrigen Frustrationstoleranz einher.

Katastrophisieren: Wie beim Verschrecklichen wird die Realität beim Katastrophisieren negativ aufgebläht und übertrieben, was zu der irrationalen Annahme führt, dass schlechte oder lästige Umstände absolut katastrophale Ereignisse sind. Wie beim Verschrecklichen führt das Katastrophisieren zu Panik, Angst oder anderen ungesunden und lähmenden Emotionen.

multimodal: die Verwendung vieler therapeutischer Techniken, wie es bei der REVT der Fall ist. Dazu gehören kognitive, emotive und behaviorale Techniken.

***Muss*turbation (*must*urbation):** starre Forderungen und Ansprüche, dass Dinge sich so verhalten *müssen*, wie man meint, dass sie sich verhalten sollten. Dabei handelt es sich um absolutistische Denkweisen. *Muss*turbation führt häufig zu Depression, Angst- und Wutstörungen.

niedrige Frustrationstoleranz: geht im Gegensatz zu hoher Frustrationstoleranz mit Lamentieren, Gejammer und Geschrei und der Weigerung einher, die Enttäuschung hinzunehmen, die sich einstellt, wenn man das, was man will, nicht dann bekommt, wenn man es will. Niedrige Frustrationstoleranz führt zu ungesunden Zuständen wie Unbehagen, Störungen, Wut, Selbstmitleid und Depressionen.

PYA (Push Your Ass – Gib dir einen Tritt in den Allerwertesten): eine Methode zu versuchen, die niedrige Frustrationstoleranz zu überwinden und die Prinzipien der REVT umzusetzen. (Auch PMA: Push My Ass – Gib mir einen Tritt ...)

rationale Überzeugungen (rational beliefs = RBs): in der Realität begründete Überzeugungen, die zur Entstehung angemessener und gesunder Emotionen beitragen. Sie enthalten keine Forderungen, dafür aber Wünsche und Präferenzen. Zu ihnen gehören die bedingungslose Selbstakzeptanz, die bedingungslose Akzeptanz anderer und des Lebens. Sie basieren auf Fakten, nehmen eine gesunde, nicht übertreibende Perspektive ein und gehen mit einer hohen Frustrationstoleranz einher.

sekundäre Symptome: Symptome, die als Reaktion auf Symptome entwickeln, z. B. über die eigene Panik in Panik geraten, Angst vor der eigenen Angst zu bekommen, sich selbst erniedrigen und sich dafür erniedrigen.

Tyrannei des Sollens: Karen Horneys (1950) idealisiertes Bild unseres Selbst, mit dem wir uns selbst zusetzen. Die Tyrannei des Sollens bedeutet, dass wir uns von dem Gedanken quälen lassen, dass wir unserer Idealvorstellung von uns selbst gerecht werden sollten oder müssten.

ungesunde negative Emotionen: schwächende Emotionen, die aus irrationalen Überzeugungen entstehen. Dazu gehören Angst, Depressionen, Wut, Schuldgefühle, Scham, Verletzungsgefühle, Eifersucht und eine niedrige Frustrationstoleranz.

Verschrecklichen: von der Überzeugung ausgehen, dass eine unerfreuliche, missliche oder ungelegene Situation schlimmer als schlimm ist: Sie ist das Schlimmste, das überhaupt eintreten kann, total mies. Mit dieser Überzeugung wird die Realität stark verallgemeinert und übertrieben. Die Folge sind Panik, Depression oder andere schwächende Emotionen.

Literaturempfehlungen

Ellis, A. (2004a). Rational emotive behavior therapy: It works for me, it can work for you. Amherst, NY: Prometheus Books.
– (2004b). The road to tolerance: The philosophy of rational emotive behavior therapy. Amherst, NY: Prometheus Books.
– (2005). The myth of self-esteem. Amherst, NY: Prometheus Books.
– (2010). All out: An autobiography. Amherst, NY: Prometheus Books.
– & Blau, S. (Hrsg.) (1998). The Albert Ellis reader. Secaucus, NJ: Carol.
– & Crawford, T. (2000). Making intimate connections. Atascadero, CA: Impact; dt.: Training der Gefühle in der Partnerschaft. 7 Wege zu einer erfüllten Liebe. mvg-Verlag, Frankfurt/M., 2003.
– & Harper, R. A. (1961). A guide to rational living. Chatsworth, CA: Wilshire Book Company.
– & – (2003). Dating, mating, and relating. New York, NY: Citadel.
– & Knaus, W. (1977). Overcoming procrastination. New York, NY: New American Library.
Epictetus (1890). The works of Epictetus. Boston, MA: Little, Brown.
Halasz, G. (2004). In conversation with Albert Ellis. Australasian Psychiatry, 12, 325–333.
Kant, I. (1929). Critique of pure reason. New York, NY: St. Martins.
Russell, B. (1965). The basic writings of Bertrand Russell. New York, NY: Simon & Schuster.

Zitierte Literatur

Adler, A. (1929). The science of living. New York, NY: Greenberg; dt.: Lebenskenntnis. Fischer Taschenbuch-Verlag, Frankfurt/M., 1992.

– (1931). What life should mean to you. New York, NY: Blue Ribbon Books; dt.: Wozu leben wir? Fischer Taschenbuch-Verlag, Frankfurt/M., 1994.

– (1964). Social interest: A challenge to mankind. New York, NY: Capricorn; dt.: Der Sinn des Lebens. Fischer Taschenbuch-Verlag, Frankfurt/M., 1994.

Alford, B. A. & Beck, A. T. (1997). The integrative power of cognitive therapy. New York, NY: Guilford Press.

American Psychiatric Association (2000). Diagnostic and statistical manual of mental disorders (4., überarb. Aufl.). Washington, DC: Author.

– (2007). Practice guideline for the treatment of patients with OCD. Arlington, VA: Author.

Bandura, A. (1997). Self-efficacy: The exercise of control. New York, NY: Freeman.

Barlow, D. H. (1988). Anxiety and its disorders: The nature and treatment of anxiety and panic. New York, NY: Guilford Press.

–, Esler, J. L. & Vitali, A. E. (1998). Psycho-social treatments for panic disorders, phobias, and generalized anxiety disorder. In P. E. Nathan & J. M. Gorman (Hrsg.), A guide to treatments that work (S. 288–318). New York, NY: Oxford University Press.

Baucom, D. H. & Epstein, N. (1990). Cognitive-behavioral marital therapy. New York, NY: Brunner/Mazel.

Beck, A. T. (1963). Thinking and depression: Idiosyncratic content and cognitive distortions. Archives of General Psychiatry, 9, 324–333.

– (1976). Cognitive therapy and the emotional disorders. New York, NY: International Universities Press.

– (1988). Love is not enough. New York, NY: Harper and Row; dt.: Liebe ist nie genug. Mißverständnisse überwinden, Konflikte lösen, Beziehungsprobleme entschärfen. dtv, München, 1994.

–, Rush, A. J., Shaw, B. F. & Emery, G. (1979). Cognitive therapy of depression. New York, NY: Guilford Press; dt.: Kognitive Therapie der Depression. Beltz, Weinheim/Basel, 1999.

Beck, J. S. (1995). Cognitive therapy: Basics and beyond. New York, NY: Guilford Press.

Benjamin, L. S. (1996). Interpersonal diagnosis and treatment of personality disorders. New York, NY: Guilford Press.

Bernheim, H. (1947). Suggestive therapeutics. New York, NY: London Book Company; dt.: Die Suggestion und ihre Heilwirkung. Edition Diskord, Tübingen, 1985.

Blau, S., Fuller, J. R. & Vacarro, T. P. (2006). Rational-emotive disputing and the five-factor model: Personality dimensions of the Ellis Emotional Efficiency Inventory. Journal of Rational-Emotive & Cognitive-Behavior Therapy, 24, 87–100. doi:10.1007/s10942-005-0020-z

Burns, D. D. (1980). Feeling good: The new mood therapy. New York, NY: Morrow.

Butler, A. C., Chapman, J. E., Forman, E. M. & Beck, A. T. (2006). The empirical status of cognitive-behavioral therapy: A review of meta-analyses. Clinical Psychology Review, 26(1), 17–31. doi:10.1016/j.cpr.2005.07.003

Christopher and Dana Reeve Foundation. (2010). Christopher Reeve: Biography. Zu finden unter: http://www.christopherreeve.org/site/c.ddJFKRNoFiG/b.4431483/

Cloninger, F. (2000). Personality and psychopathology. Washington, DC: American Psychiatric Association.

Corsini, R. J. & Wedding, D. (2011). Current psychotherapies (9. Aufl.). Belmont, CA: Brooks/Cole, Cengage Learning.

Costa, P. T. & McCrae, R. R. (1992a). The five factor model of personality and its relevance to personality disorders. Journal of Personality Disorders, 6, 343–359.

Costa, P. T., Jr. & – (1992b). Normal personality assessment in clinical practice: The NEO personality inventory. Psychological Assessment, 4, 5–13.

Coué, É. (1923). My method. New York, NY: Doubleday Page.

Dalai Lama & Cutler, H. C. (1998). The art of happiness: A handbook for living. New York, NY: Riverhead; dt.: Die Regeln des Glücks. Bastei Lübbe, Bergisch Gladbach, 2001.

Dryden, W. & David, D. (2008). Rational emotive behavior therapy: Current status. Journal of Cognitive Psychotherapy, 22, 195–209. doi:10.1891/0889-8391.22.3.195

Dubois, P. (1907). The psychic treatment of nervous disorders. New York, NY: Funk and Wagnalls.

Dyer, W. (1977). Your erroneous zones. New York, NY: Avon Books; dt.: Der wunde Punkt: die Kunst, nicht unglücklich zu sein. Zwölf Schritte zur Überwindung unserer seelischen Problemzonen. Rowohlt-Taschenbuch-Verlag, Reinbek b. Hamburg, 2005.

Ellis, A. (1956, August). Rational psychotherapy. Paper presented at the American Psychological Association Annual Convention, Chicago, Illinois.

– (1957a). How to live with a neurotic: at home and at work. New York, NY: Crown.

– (1957b). Outcome of employing three techniques of psychotherapy. Journal of Clinical Psychology, 13, 344–350. doi:10.1002/1097-4679(195710)13:4<344::AID-JCLP2270130407>3.0.CO;2–9

– (1957c). Rational psychotherapy and individual psychology. Journal of Individual Psychology, 13, 38–44.

– (1958). Rational psychotherapy. The Journal of General Psychology, 59, 35–49.
– (1962). Reason and emotion in psychotherapy. Secaucus, NJ: Citadel; dt.: Die rational-emotive Therapie: Das innere Selbstgespräch bei seelischen Problemen und seine Veränderung. Pfeiffer, München, 1982.
– (1976). The biological basis of human irrationality. Journal of Individual Psychology, 32, 145–168.
– (1979a). Discomfort anxiety: A new cognitive behavioral construct. Part 1. Rational Living, 14(2), 3–8.
– (1979b). Discomfort anxiety: A new cognitive behavioral construct. Part 2. Rational Living, 15(1), 25–30.
– (1985). Overcoming resistance: Rational emotive therapy with difficult clients. New York, NY: Springer.
– (1993). Changing rational emotive therapy (RET) to rational emotive behavior therapy (REBT). The Behavior Therapist, 16, 257–258.
– (1994). Reason and emotion in psychotherapy (überarb. Ausgabe). New York, NY: Citadel.
– (1998). How to control your anxiety before it controls you. New York, NY: Citadel.
– (1999). How to make yourself happy and remarkably less disturbable. San Luis Obispo, CA: Impact.
– (2001a). Feeling better, getting better, staying better. Atascadero, CA: Impact.
– (2001b). Overcoming destructive beliefs, feelings, and behaviors. Amherst, NY: Prometheus Books.
– (2002). Overcoming resistance: A rational emotive behavior therapy integrative approach. New York, NY: Springer.
– (2003a). Similarities and differences between rational emotive behavior therapy and cognitive therapy. Journal of Cognitive Therapy, 17, 225–240. doi:10.1891/jcop.17.3.225.52535
– (2003b). Anger: How to live with and without it (überarb. Ausgabe). New York, NY: Citadel Press; dt.: Wut: Die Kunst, sich richtig zu ärgern. Goldmann, München, 1987.
– (2003c). Sex without guilt in the twenty-first century. Teaneck, NJ: Battleside Books.
– (2004). Rational emotive behavior therapy: It works for me, it can work for you. Amherst, NY: Prometheus Books.
– (2005a). Discussion of Christine A. Padesky and Aaron T. Beck, „Science and Philosophy: Comparison of Cognitive Therapy and Rational Emotive Behavior Therapy.“ Journal of Cognitive Therapy, 19, 181–185.
– (2005b). The myth of self-esteem. Amherst, NY: Prometheus Books.
– (2010). All out. An autobiography. Amherst, NY: Prometheus Books.
– & Harper, R. A. (1961). A guide to rational living. Chatsworth, CA: Wilshire Book Company.
– & – (1975). A guide to rational living (2. Aufl.). Chatsworth, CA: Wilshire Book Company.
– & – (1997). A guide to rational living (3. Aufl.). Chatsworth, CA: Wilshire Book Company.

– & Joffe, D. (2002). A study of volunteer clients who experience live sessions of rational emotive behavior therapy in front of a public audience. Journal of Rational-Emotive & Cognitive-Behavior Therapy, 20, 151–158. doi:10.1023/A:1019828718532
– & Velten, E. (1992). When AA doesn't work for you: Rational steps for quitting alcohol. Fort Lee, NJ: Barricade Books.
– & Whiteley, J. (1979). Theoretical and empirical foundations of rational-emotive therapy. Pacific Grove, CA: Brooks/Cole.
Ellis, D. J. (2010). Albert Ellis PhD: Master therapist, pioneer, humanist. Psychological Hypnosis: APA Bulletin of Division 30, 19, 7–12.
Engels, G. I., Garnefski, N. & Diekstra, R. F. W. (1993). Efficacy of rational-emotive therapy: A quantitative analysis. Journal of Consulting and Clinical Psychology, 61, 1083–1090. doi:10.1037/0022-006X.61.6.1083

Faucher, A. & Kiely, P. (1955). Viellecse: Strategies cognitive et processes de devil. In D. L. Bassett (Hrsg.), La devil comme processus de guerison (S. 42–50). Montreal, Ontario, Canada: Publications MNH.
Freud, S. (1965). Standard edition of the complete psychological works of Sigmund Freud. New York, NY: Basic Books.
Friedman, M. J. (1994). Posttraumatic stress disorder. In R. J. Corsini (Hrsg.), Encyclopedia of psychology (2. Aufl., Bd. 3, S. 102ff). New York, NY: Wiley.

Gill, R. E. (2010, July/August). Army to train its own in positive psychology. National Psychologist, 19, 6.
Glasser, W. (1965). Reality therapy. New York, NY: Harper; dt.: Realitätstherapie: neue Wege der Psychotherapie. Beltz, Weinheim/Basel, 1972.
– (1998). Choice therapy. San Francisco, CA: HarperCollins.

Hayes, S. C., Jacobson, M. S., Follette, V. M. & Dougher, M. J. (1994). Acceptance and change: Content and context in psychotherapy. Reno, NV: Contact Press.
–, Strosahl, K. & Wilson, K. G. (1999). Acceptance and commitment therapy. New York, NY: Guilford Press.
Heesacker, M., Heppner, P. P. & Rogers, M. E. (1982). Classics and emerging classics in counseling psychology. Journal of Counseling Psychology, 29, 400–405.
Herzberg, A. (1945). Active psychotherapy. New York, NY: Grune & Stratton.
Hollon, S. D. & Beck, A. T. (1994). Cognitive and cognitive-behavioral therapies. In A. E. Bergin & S. L. Garfield (Hrsg.), Handbook of psychotherapy and behavior change (4. Aufl., S. 428–466). New York, NY: Wiley.
Horney, K. (1950). Neurosis and human growth. New York, NY: Norton; dt.: Neurose und menschliches Wachstum. Das Ringen um Selbstverwirklichung. Klotz, Eschborn b. Frankfurt/M., 2007.

Jacobson, N. S. (1992). Behavioral couple therapy: A new beginning. Behavior Therapy, 23, 493–506. doi:10.1016/S0005-7894(05)80218-7
Janet, P. (1898). Neuroses of idee fixes. Paris, France: Alcan.

Kelly, G. (1955). The psychology of personal constructs. New York, NY: Norton.
Keyes, K., Jr. (1972). Handbook to higher consciousness. Berkeley, CA: Living Love Center; dt.: Das Handbuch zum höheren Bewußtsein. Ein 12-Stufen-Programm zum Glücklichsein. Goldmann, München, 1990.
Korzybski, A. (1933/1990). Science and sanity. Concord, CA: International Society for General Semantics.

Lazarus, A. A. (1989). The practice of multimodal therapy. Baltimore, MD: The Johns Hopkins University Press.
– (1997). Brief but comprehensive therapy: The multimodal way. New York, NY: Springer.
Lazarus, R. S. (1966). Psychological stress and the coping process. New York, NY: Springer.
– & Folkman, S. (1984). Stress, appraisal, and coping. New York, NY: Springer.
Linehan, M. (1993). Cognitive behavioral treatment of borderline personality disorder. New York, NY: Guilford Press; dt.: Dialektisch-Behaviorale Therapie der Borderline-Persönlichkeitsstörung. CIP-Medien, München, 1996.
Lyons, L. C. & Woods, P. J. (1991). The efficacy of rational-emotive therapy: A quantitative review of the outcome research. Clinical Psychology Review, 11, 357–369. doi:10.1016/0272-7358(91)90113-9

Macaskill, N. D. & Macaskill, A. (1996). Rational-emotive therapy plus pharmacotherapy versus pharmacotherapy alone in the treatment of high cognitive dysfunction depression. Cognitive Therapy and Research, 20, 575–592. doi:10.1007/BF02227962
Mahoney, M. J. (1991). Human change processes. New York, NY: Basic Books.
Maultsby, M. C., Jr. (1971). Rational emotive imagery. Rational Living, 6, 24–27.
– (1984). Rational emotive therapy. Englewood Cliffs, NJ: Prentice-Hall.
McGovern, T. E. & Silverman, M. S. (1984). A review of outcome studies of rational-emotive therapy from 1977 to 1982. Journal of Rational-Emotive Therapy, 2(2), 7–18. doi:10.1007/BF02283004
Meichenbaum, D. (1977). Cognitive behavior modification. New York, NY: Plenum; dt.: Kognitive Verhaltensmodifikation. Urban und Schwarzenberg, München/Wien/Baltimore, 1979.
– (1997). The evolution of a cognitive-behavior therapist. In J. K. Zeig (Hrsg.), The evolution of psychotherapy: The third conference (S. 95–106). New York, NY: Brunner/Mazel.

Nielsen, S., Johnson, W. B. & Ellis, A. (2001). Counseling and psychotherapy with religious persons: A rational emotive behavior approach. Mahwah, NJ: Erlbaum.

Padesky, C. A. & Beck, A. T. (2003). Science and philosophy: Comparison of cognitive therapy and rational emotive behavior therapy. Journal of Cognitive Therapy, 17, 211–229. doi:10.1891/jcop.17.3.211.52536

Paulson, D. S. & Krippner, S. (2007). Haunted by combat. Westport, CT: Praeger Security International.

Russell, B. (1950). The conquest of happiness. New York, NY: New American Library; dt.: Eroberung des Glücks. Neue Wege zu einer besseren Lebensgestaltung. Suhrkamp, Frankfurt/M., 2005.

Seligman, M. E. P. & Csikszentmihalyi, M. (2000). Positive psychology: An introduction. American Psychologist, 55, 5–14. doi:10.1037/0003-066X.55.1.5

–, Reivich, K., Jaycox, L. & Gillham, J. (1995). The optimistic child: A proven program to safeguard children against depression and build life-long resilience. New York, NY: Houghton-Mifflin.

Shelley, A. M., Battaglia, J., Lucely, J., Ellis, A. & Opler, A. (2001). Symptom-specific group therapy for inpatients with schizophrenia. The Einstein Quarterly Journal of Biology and Medicine, 18, 21–28.

Silverman, M. S., McCarthy, M. & McGovern, T. (1992). A review of outcome studies of rational-emotive therapy from 1982–1989. Journal of Rational-Emotive & Cognitive-Behavior Therapy, 10, 111–186. doi:10.1007/BF01061071

Skinner, B. F. (1971). Beyond freedom and dignity. New York, NY: Knopf; dt.: Jenseits von Freiheit und Würde. Rowohlt, Reinbek b. Hamburg, 1973.

Smith, D. (1982). Trends in counseling and psychotherapy. American Psychologist, 37, 802–809. doi:10.1037/0003-066X.37.7.802

Sogyal Rinpoche (1993). The Tibetan book of living and dying. New York, NY: Harper Collins; dt.: Das tibetische Buch vom Leben und vom Sterben. Ein Schlüssel zum tieferen Verständnis von Leben und Tod. Barth, Bern/München/Wien, 1993.

Velten, E. & Penn, P. E. (2010). REBT for people with co-occurring problems. Sarasota, FL: Professional Resource Press.

Wang, C., Jia, F., Fung, R., Zhu, Y. & Huang, Y. (1999). Comparative study of rational-emotive therapy for 95 patients with dysthymic disorder. Chinese Mental Health Journal, 13, 172–173.

Warner, R. E. (1991). A survey of theoretical orientations of Canadian clinical psychologists. Canadian Psychology, 32, 525–528. doi:10.1037/h0079025

Watson, J. B. (1919). Psychology from the standpoint of a behaviorist. Philadelphia, PA: Lippincott. doi:10.1037/10016-000

White, M. & Epston, D. (1990). Narrative means to therapeutic ends. New York, NY: Norton; dt.: Die Zähmung der Monster. Der narrative Ansatz in der Familientherapie. Carl-Auer-Verlag, Heidelberg, 2006.

Wolpe, J. (1990). The practice of behavior therapy (4. Aufl.). Needham Heights, MA: Allyn & Bacon; dt.: Praxis der Verhaltenstherapie. Huber, Bern/Stuttgart/Wien, 1972.

Woods, P. J. (1992). A study of belief and non-belief items from the Jones Irrational Beliefs Test with implications for the theory of RET. Journal of Rational-Emotive & Cognitive-Behavior Therapy, 10, 41–52. doi:10.1007/BF01245741

Register

Widmung und Danksagung

Dieses Buch sei Studenten, Therapeuten, Lehrern und all jenen gewidmet, die in ihrem Leben unnötiges Leid erzeugen. Mögen Sie von der Anwendung der Rational-Emotiven Verhaltenstherapie profitieren und mit anderen darüber reden – damit Sie und andere Menschen große Freude im Leben erfahren, trotz und mit all seinen Herausforderungen.

Unser tief empfundener Dank geht an Tim Runion, verbunden mit großer Wertschätzung für seine wie üblich hervorragenden Leistungen im Drucksatz und seine außergewöhnliche Großzügigkeit.

Darüber hinaus danken wir Jon Carlson, einem lieben Kollegen, inspirierenden Menschen und Freund.

Dies war eines der letzten Bücher, an denen Dr. Albert Ellis und seine Frau, Dr. Debbie Joffe Ellis, vor Albert Ellis' Tod am 24. Juli 2007 in New York City gearbeitet haben.

Über die Autoren

Albert Ellis, PhD, wurde am 27. September 1913 in Pittsburgh geboren und wuchs in New York City auf. Er erhielt seinen Master- und Doktorgrad in Klinischer Psychologie an der Columbia University in New York City. Dr. Ellis hatte viele bedeutende psychologische Positionen inne, u.a. war er Chief Psychologist des Staates New Jersey und Dozent an der Rutgers University und an anderen Universitäten. Über 65 Jahre lang praktizierte er Psychotherapie, Ehe- und Familienberatung und Sextherapie. Er war der Begründer der Rational-Emotiven Verhaltenstherapie (REVT), der ersten der kognitiven Therapien. 1959 gründete er das Albert-Ellis-Institut und setzte sich engagiert für seine Arbeit und Entwicklung ein. In seinen letzten Lebensjahren kam er jedoch zu der Überzeugung, dass die Direktoren seine Vorstellungen von der Rolle des Instituts nicht erfüllten.

Dr. Ellis war Vorsitzender der Division of Consulting Psychology of the American Psychological Association (APA – Abteilung für Beratende Psychologie der Amerikanischen Psychologischen Gesellschaft) und der Society for the Scientific Study of Sexuality (Gesellschaft für die wissenschaftliche Erforschung der Sexualität). Darüber hinaus war er als Beauftragter verschiedener Berufsvereinigungen tätig, u.a. der American Association of Marital and Family Therapy (Amerikanische Arbeitsgemeinschaft für Ehe- und Familientherapie), der American Academy of Psychotherapists (Amerikanische Akademie der Psychotherapeuten) und der American Association of Sex Educators, Counselors, and Therapists (Amerikanische Arbeitsgemeinschaft für Sexualaufklärung, -beratung und -therapie). Er hielt ein Diplom in Klinischer Psychologie des American Board of Professional Psychology und mehrerer anderer Berufsprüfungskommissionen.

Zu den Berufsvereinigungen, die Dr. Ellis ihre höchsten Auszeichnungen verliehen haben, gehören die APA, die Association for the Advancement of Behavior Therapy (Arbeitsgemeinschaft für die Förderung der Verhaltenstherapie) und die American Psychopathological Association (Amerikanische Arbeitsgemeinschaft für Psychopathologie). Sowohl von amerikanischen als auch von kanadischen Psychologen und Beratern wurde er als einer der einflussreichsten Psychologen eingestuft. Er hat bei vielen wissenschaftlichen Zeitschriften als beratender oder Mitherausgeber mitgewirkt und hat mehr als 80 Bücher und Monografien veröffentlicht, darunter eine Reihe von populären und wissenschaftlichen Werken.

Zu seinen bekanntesten Büchern gehören *How to Live With a Neurotic; The Art and Science of Love* (dt.: *Liebe als Kunst und Wissenschaft. Betrachtungen eines Psychotherapeuten als Ratschläge für moderne Eheleute,* 1962); *A Guide to Rational Living; Reason and Emotion in Psychotherapy* (dt.: *Grundlagen und Methoden der rational-emotiven Verhaltenstherapie,* 1997); *How to Stubbornly Refuse to Make Yourself Miserable About Anything – Yes, Anything* (dt.: *Training der Gefühle. Wie Sie sich hartnäckig weigern, unglücklich zu sein,* 2009); *Overcoming Procrastination; Overcoming Resistance; The Practice of Rational Emotive Behavior Therapy; How to Make Yourself Happy and Remarkably Less Disturbable; Feeling Better, Getting Better, Staying Better; Overcoming Destructive Beliefs, Feelings, and Behaviors; Anger: How to Live with and Without It* (dt.: *Wut: die Kunst, sich richtig zu ärgern,* 1987); *Ask Albert Ellis; Sex Without Guilt in the Twenty-First Century; Making Intimate Connections; Rational Emotive Behavior Therapy: It Works for Me, I Can Work for You; The Road to Tolerance; The Myth of Self-Esteem.* Seine Autobiografie, *All Out*, wurde 2010 veröffentlicht, gefolgt von anderen Büchern, die er selbst oder zusammen mit seiner Frau, Debbie Joffe Ellis, geschrieben hatte. Albert Ellis starb am 24. Juli 2007.

Debbie Joffe Ellis wurde in Melbourne, Australien, geboren und wuchs dort auf. Sie ist approbierte Psychologin (Australien) und approbierte Mental Health Counselor (New York). Sie gehört mehreren Berufsorganisationen an, u.a. der American Psychological Association (Amerikanische Psychologische Gesellschaft), der American Group Therapy Association (Amerikanische Gesellschaft für Gruppentherapie) und der Australian Psychological Society (Australische Gesellschaft für Psychologie).

Sie hat einen Doktorgrad in Alternativer Medizin vom Indian Board of Alternative Medicines (Indische Behörde für Alternative Medizin), das der World Health Organization (Weltgesundheitsorganisation) angegliedert ist. Für ihre Dienste im Bereich der alternativen Medizin erhielt sie eine Goldmedaille (1993).

In Australien arbeitete sie viel in ihrer Privatpraxis, unterrichtete Collegekurse in Rational-Emotiver Verhaltenstherapie (REVT), psychologischer Beratung und Persönlichkeitsentwicklung. Sie leitete Workshops und Präsentationen für Fachpublikum und die interessierte Öffentlichkeit. In den Vereinigten Staaten gab sie gemeinsam mit ihrem Mann, Albert Ellis, Präsentationen und leitete Ausbildungslehrgänge in REVT. Außerdem unterstützte sie ihn bis zu seinem Tod im Jahre 2007 bei seinen Büchern und Forschungsprojekten.

Debbie Joffe Ellis setzt die Arbeit ihres Mannes fort und präsentiert, praktiziert und schreibt über seinen brillianten, bahnbrechenden Ansatz. Zurzeit hat sie eine Privatpraxis in New York City und hält Vorträge und gibt Workshops und Seminare in den Vereinigten Staaten und weltweit. Ihre Website finden Sie unter http://www.debbiejoffeellis.com.